シリーズ ケアをひらく

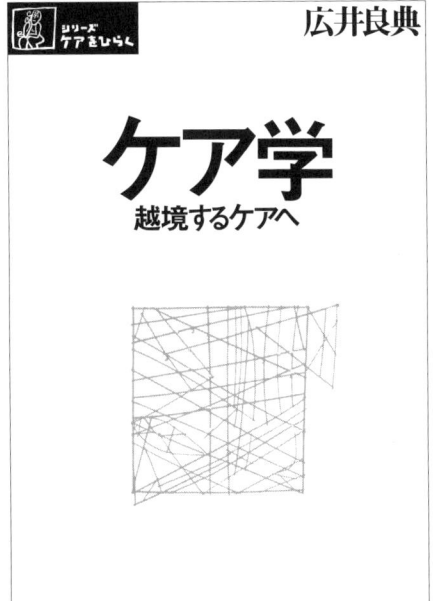

広井良典

ケア学

越境するケアへ

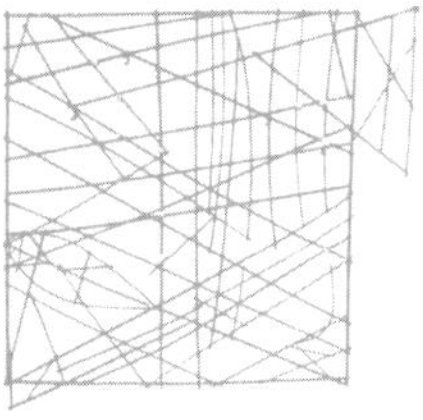

医学書院

はじめに

◆ケアと時間

二一世紀は「ケア」の時代である、とよくいわれるようになってきた。そうなると、個々のケアの実践を超えた、あるいはそれを根底で支えてくれるような、「ケアの哲学」とでもいうようなものが必要になっているように感じられる。本書はまさにそうした問題意識から出発するものとなっている。

さて、このような主題に関して、「臨床哲学試論」という副題のついた鷲田清一氏の著書『「聴く」ことの力』は、まさにそうしたニードに答えてくれるような、哲学からの新たな試みである。本書の関心を示す意味でも、はじめにこの本の内容について簡潔にふれてみたい。

「臨床哲学」の試みの第一歩として、同書は、表題に示されているように「聴く」という行為に焦点をあてている。「哲学はこれまでしゃべりすぎてきた……」と著者は記す。これをケアという行為にあてはめてみると、「ケアされる」相手に対して何かを「する」ことが「ケア」だ、というふうにこれまで当然のように考えられてきた。しかしそうだろうか。むしろその人の言うことを「聴く」こと、あるいは「ただそばにいること」に、ケアのもっとも深い本質があるのではないか。医療者や福祉関係者、その他ケアにかかわる者は、むしろ「聴く」という行為にこそ目を向け、その意味をもっと徹底して掘り下げ、それをケアの過程に反映させていくべきではないか。

同書はこうした関心をベースに、具体的な例をあげ、また話題を多方面に展開させながら、論を深めていく。随所に入れられた写真家・植田正治氏の作品とともに、その内容は印象深く、説得的である。

ところで、なぜそれほどまでに「聴く」ということは大きな意味をもっているのか、ということをここであらためて考えてみたい。ひとつには、著者も述べているように、それは「語る側からすれば、ことばを受けとめてもらったという、たしかな出来事」であり、自分という存在が（相手に、あるいは世界に）受容された、という感覚をもたらすから、ということであろう。しかしそれだけだろうか？

ここからは私自身の勝手な思いであるが、私には次のようなことが頭に浮かんでくる。それは、ケアという行為は、通常考えられているように、たとえば「私がその人をケアしている」といったことに尽きるのではなく、むしろ「私とその人が、互いにケアしながら、〈より深い何ものか〉にふれる」とでもいうような経験を含んでいるのではないか、ということである。ここで〈より深い何ものか〉とは、うまく表現できないが、生命とか、宇宙とか、たましいとか、人間を超えた存在といった意味である。このことは、たとえばターミナルケアの場面を考えると比較的想像しやすいと思われる。そうだとすると、「聴く」という行為の意味も、たんにその人と私の関係にとどまらない、プラス・アルファをもっているように思えてくる。相手の話に耳をすますことで、二人はより深い何かにふれ、それを共有する、といったことがあるのではないだろうか。

また、このことは少し別の観点から見ると、「時間」ということと密接に関係している。以前別のところ［拙著『ケアを問いなおす』］でも述べたことであるが、「ケア」ということは「時間」ということと深く関係しているように思われる。つまり、だれでも、自然な心の持ち方として、本当に好きな人とは時間をともに過ごすことを厭わない一方、そうでない人とは極力時間を一緒に過ごすことを避けようとする。このようなことを考えると、「ケア」とは、その人に**「時間をあげる」こと**である、といってよいような性格をもっている。あるいはその人と「ともに時間を過ごすこと」自体がひとつのケアである、と考えてもよいように思われる。

そして、その場合の「時間」ということにもさまざまな意味があるのではないだろうか。通常私たちがいう時間とは、直線的な時間、あるいは「カレンダー的な時間」のことであろう。けれども、たとえば、ちょうど海の表面の部分の水は急速に流れ去って行っていても、底のほうの水はずっとゆっくりと流れていて、あるいはほとんど動かないでいるように、もしかしたら時間にもさまざまな「層」のようなものがあり、したがって次々と流れ去っていく日常の（カレンダー的な）時間のもっと底に、いわば「深層の時間」とでもいうべきものが存在している、とは考えられないだろうか。そして、先ほどケアとは「時間をともに過ごすこと」といった場合の〝時間〟には、たんにカレンダー的な時間にとどまらず、まさにそうした「深層の時間」というものが含まれているのではないか。またこのことが、その前に述べた、ケアとは人と人とのかかわりを通じて〈より深い何ものか〉にふれること、という点ともつながっているのではないか。

このような主題は、本書のなかでさまざまな視点から掘り下げていきたいと思う。いずれにしても、個々のケアの営みや実践を超えた、またその根底的な支えとなるような、ケアについての掘り下げた探求や哲学がいま求められているのである。

◆本書の流れ

以上のような関心を踏まえながら、本書のこれからの各章において、ケアということをさまざまな視点から掘り下げていくことにしたい。その大まかな流れは次のようなものである。

まず第Ⅰ章では、そもそもケアということが、人間にとってどういう意味をもつ営みであるのかというテーマについて、原点にさかのぼりながら考えていく。同時に、現代の社会や医療、福祉等の場面においてケアということをとらえていく場合の全体的な「地図」のようなものを描き、本書全体のイントロダクションとしたい。

第Ⅱ章から第Ⅳ章は、本書のケアに関する考察の、内容的な面での柱をなすものである。

このうち第Ⅱ章では、ケアということを考えていくうえでひとつの中心となる「医療モデル」に焦点をあて、その意義や限界を少し新しい視点から考察する。特に「病いのエコロジー」という視点を通じて、これからの医療技術のあり方や、「病い」というものをとらえる基本的な枠組みについてのひとつの展望を提示していきたい。

つづく第Ⅲ章では、ある意味でそうした医療モデルの対極の地点に立つともいえる「生活モデル」に注目する。ここでは「人間の三世代モデル」というコンセプトを中心に、老いや高齢化社会の意味を根本からとらえなおし、それを踏まえてコミュニティや自然とのかかわりといったテーマにも視野を広げながら、生活モデルというものの新しい方向について考えてみたい。

さらに第Ⅳ章では、以上のような議論のなかでなお十分に扱われていない、ある意味でケアをめぐるもっとも根源的な場面を主題にする。それは「死」にかかわるケアのあり方であり、いわゆるターミナルケアやスピリチュアリティと呼ばれる次元に関するものである。ここでは、冒頭にもふれた「(深層の)時間」とケアというテーマについても掘り下げていきたい。

さて、以上の各章はいわばケアの「内容」そのものに関するものであるが、現実の社会においてより望ましいケアが実現できるような仕組みをつくっていくためには、政策や経済といった、ケアをめぐる「制度的」な側面についても考えていく必要がある。そうした話題を扱うのが第Ⅴ章および第Ⅵ章であり、第Ⅴ章ではケアにおける「医療と福祉」の関係について取り上げ、第VI章ではより広く経済社会や社会保障制度との関係においてケアのあり方を議論し、これからの展望を描いていきたい。

以上が本書の大まかな流れである。それでは、ケアというきわめて多面的な広がりと、さまざまな奥行きをもった営みをめぐる探求の旅にいまから出発することにしよう。

ケア学——越境するケアへ　目次

I | ケア学の必要性

1 ケアすることの意味

ケアということば

本書のテーマは「ケア」ということである。ここでまず、本書で扱うテーマの広がりを明らかにする意味でも、ごく簡単に「ケア」ということばの意味について確認しておこう。

最近では、高齢者ケア、在宅ケア、ターミナルケア、こころのケア、ケアマネジメント、ケアプランなど、「ケア」ということばは完全に日本語として定着していて、実際「ケア」ということばに接しない日はない、というような状況になっている。では、そもそもそこでいう「ケア」ということばの意味は何であろうか。

あらためていうまでもなく、「ケア」ということばはもともと英語であるが、一般に、その意味はおよそ次のような三つに整理できるかと思われる。第一はもっとも広義のもので、たとえば英語の"take care of yourself"といった表現に示されるように、「配慮、気遣い」といった広い意味のものである。この場合には、およそ人が別の人のことを「気にかける」ことはすべて「ケア」に含まれることになる。また、「ヘア・ケア」といった言葉があるように、その対象は必ずしも「人」とは限らない（以前アメリカのサーフィスというグループの曲に“Shower Me with Your Love”というものがあり、そのなかに、“I will care for you, you will care for me. Our love will live forever.”という一節があった。こうした例では「ケア」は、「(だれかのことを) 大切に思う」、あるいはほとんど「愛する」といってもよいような、広い意味で使われている)。

さてケアの第二の意味は、いわば中間的な、少し限定された内容のもので、「世話」ということばに相当するような意味である。そして第三に、もっとも狭義の、医療や福祉(または心理)といった分野に特化された意味である。つまり英語にそくしていえば“nursing care(看護)”“ambulatory care(外来ケア)”“intensive care(集中ケア)”“long-term care(長期ケアまたは介護)”といった用法に示されるもので、もっとも「専門的」あるいは職業的な意味内容を含むレベルにかかわるものである[以上につき川本隆史「介護・世話・配慮」、および拙著『ケアを問いなおす』参照]。

このように、「ケア」ということばの意味はその使われる場面に応じてさまざまなものがある。そして、本書の基本的なスタンスとしては、「ケア」ということばの意味を最初から狭いものに限定してしまうのではなく、できるかぎり「ケア」ということばあるいはコンセプトのもつ広がりや奥行きを広い視点でとらえていく、という姿勢をとりたいと思う。

本書の第II章以下では、ある程度限定された、あるいは専門的な意味でケアの内容について考えていく部分も含まれているが、はじめからケアということの意味を特定の分野に限定して考えるのではなく、いわば「そもそも人間にとってケアとはどういう意味をもつものなのか」という問いにつねに立ち返りそれを深めていきたい。そのことが、ケアという営みの本質的な意味を明らかにし、また、私たちの日々の「ケア」の行為に確固たるよりどころと力を与えてくれるものとなると思えるからである。

さて、ケアという行為について、ある意味でもっとも本質的なことでありながら、しばしば見落とされやすい基本的な点をここでまず確認してみたい。それは、**ケアという行為を通じて、ケアをおこなっている（あるいは「提供」している）人自身が、むしろ力を与えられたり、ある充足感や統合感を得る、**ということがしばしば起こる、という点である。通常、ケアという営みは、「ある人が別の人をケアする」というぐあいに、いわば「与える－与えられる」といった関係でとらえられがちである。けれどもこれはある意味で非常に表層的な見方ではないだろうか。

　というのも、ここで人間がもつ**「ケアへの欲求」**ということを考えてみれば、いま述べていることははっきりする。人間は、それがどのような形をとるかはさまざまであるにしても、いわば本来的に（だれかを）「ケアしたい欲求」とでもいうものをもっているように思われる（もちろん同時に「ケアされたい」欲求というものももっている）。先にケアということばが本来「気遣い、配慮、世話」といった広い意味をもつものであることを述べたが、それはすなわち他者とのかかわりということであり、すぐ後でも考えていくように、それは人間が普遍的にもっているひとつの性向である。

　したがって、ケアという行為を、いわば「だれかのために〝してあげる〟」行為といったものとしてとらえるとしたら、それは先にも述べたとおり非常に表面的な理解になってしまうだろうし、またケアという営みのもつ奥行きを見失ってしまうことにもなる。人間はケアへの欲求というものをもっており、また、他者とのケアのかかわりを通じて、ケアする人自身がある力を得たり、自分という存在の確認をしたりする。このことは、「ケア」ということを考えていくうえで、出発点として確認しておくべきことと思われる。

この点は、逆にいえば、ケアという行為は、一歩まちがえるとある意味で独善的なものになってしまう可能性を常にはらんでいる、ということでもある。人は、案外「他人のために」と言いながら、実は「自分（の存在の確認）のために」行動している、ということがあるかもしれない。だれかの「ために」役立つことを何かしたい、ということが、自分自身の存在理由を確認できる何かを求めている、という動機による部分が大きい場合があるかもしれないし、もちろんそれがただちに「よくない」ということでもない。しかしそれが独善的なものとなるのを避ける意味でも、ケアを「与える‐与えられる」といった一方向的な関係としてとらえるのではなく、むしろ人間という存在が「ケア」への欲求をもっており、それが実現する場としてさまざまなかかわりのかたちがある、と考えるべきではないだろうか。

ケアする動物としての人間

ところで、ではいま述べている「ケアへの欲求」というものは、どのようなことに根拠をもつものなのだろうか。この点を少し考えてみよう。

端的にいえば、それは人間という生き物が際立って「社会性」の強い生き物である、ということと表裏の関係にあるものである。そして、以下に述べるような意味で、人間とは「ケアする動物」である、という理解が可能と考えられるのである。

一般に動物の場合、原始的なものを含めて、身体をそなえた「個体」というものが行動の単位となっている。ただし、この場合の個体とは、個体そのものが独自の主体であるというよりは、むしろ「遺伝子」の道具という性格が強い。つまり、イギリスの動物行動学者ドーキンスがその世界的ベストセラーとなった著作『利己的な遺伝子』で展開したように、基本に存在するのは自己複製しながら自分のコピーを後代にまで残そうとする「遺伝子」であり、生物の進化のある段階までは、「個体」はその遺伝子のための〝乗り物 vehicle〟に過ぎない。このことは、たとえば自らの身体をぼろぼろにして河流をさかのぼり、産卵を終えたとたんにその「個体」自らは死んでいく鮭の例を考えてみれば明らかなことである。そこでは個体は遺伝子の手段ないし乗り物に過ぎない、ということがまさにあてはまる。

　このことは、別の観点から見ると次のことを意味している。それは、そうした動物の場合には、世代間の、つまり**親から子への情報伝達というものは、もっぱら「遺伝子」を通じてなされるものであり、親から子への直接の（つまり個体間の）コミュニケーションというものは存在しない**、ということである。たとえばある魚の種が親とまったく同じ行動をとるのは（成熟すると大洋に出て一定のルートを泳いで回り、産卵のときにまたもとの川に戻ってくる、等々）、決して親から直接「教わった」ものではなく、そうした行動そのものが（親から受け継いだ）遺伝子にプログラムとして書き込まれているからである。親から子への情報伝達はまさに「遺伝子情報」のバトンタッチを通じてなされるのである。

　ところが、一定以上の複雑な、あるいは高等な動物になってくると、それだけではすまなくなる。いうならば、（親から子へと）伝えるべき情報が多すぎて、遺伝子だけでは〝容量〟が足りなくなるのである。そこで、むしろ「脳」という装置を発達させ、つまり外界を認知したり記憶したりするメカニズムを発達させ（＝これが「意識」の発生ということにほかならない）、そのことを通じて、**「個体」と「個体」が直接にコミュニケーションをおこなう**、ということがおこなわれるようになる。これがまさに「社会性」の発達ということである。

いうまでもなく、このことがまず大きく発達したのがホニュウ類であり――「哺乳」つまり親が子を「ケア」し育てる、という名称自体にその本質がよく示されている――、そしてこれらの要素、つまり脳の発達、「意識」の発生、個体間コミュニケーションすなわち社会性の発達が、ほとんど質的な飛躍があるほどまでに高度に進化したのがまさに人間という生き物、ということになる（ちなみに、「遺伝子情報から脳情報へ」といういま述べた発想は、日本でもよく知られた宇宙学者カール・セーガンが、ピュリッツァー賞を受賞した初期の著作『エデンの恐竜』で展開した議論である。本書のテーマからは逸脱するが、現代の社会においては、そうした「脳情報」すら〝容量〟が足りなくなり、人間はさらに脳を「外部化」させたコンピューターという存在をつくった、というのが、セーガンが展開したストーリーであった）。

たとえば猫が、自分のなわばりを示すためにさまざまなマーキングの行動をしたり、しきりに毛づくろいをしたりするのは、べつに「親から教えられた」ものではなく、遺伝子情報そのものに書き込まれた行動であって、実際、生まれてすぐ親から引き離された猫であっても同じ行動をする。ところが人間の場合は、その行動の大部分はそうした遺伝子情報のプログラムによるものではなく、親や他の個体とのかかわり、つまり「ケア」の関係を通じて学習され、形成されるものである。

◆人間は「社会的な脳」をもつ

以上の記述で明らかであろう。人間は、その（一人ひとりの）意識や行動、そして感情そのものを含めて、個体と個体の間のコミュニケーションを中心とする強い社会性のなかではじめて「人間」となる生き物である。それはまさに「ケア」の関係ということであり、こうした意味で、人間は文字どおり**「ケアする動**

物」である。人間が先に述べたような「ケアへの欲求」をもっているということは、こうした生物学的な事実に由来するものということができる。

このことは、逆にいえば、次のようなことも意味することになる。よく、「けっきょく人間は、個として生まれ個として死んでいく存在である」とか、あるいは「どんなに深く理解できたと思っても、個人と個人とは最終的にはわかりあえない」といった言い方がなされることがある。これらは、確かに一面の真理ではあるかもしれない。しかし、そのように考える「意識」の成り立ちや内容そのもの――つまり意識が個体間の緊密なコミュニケーションのなかで形成されるという事実や、「私」や「死」についての意識そのもの――を含めて、上に述べたように人間はとことん社会的な生き物、「ケアする動物」なのである。その意味では、人間はどんなにしても徹底した意味で「ひとり」であることはありえない存在、といえるかもしれない。

いうならば、人間は**「社会的な脳」**をもった生き物である。コンピューターにたとえると、脳の「ハード」面はさしあたり個体の中に完結したものであるとしても、その「ソフト」(意識そのもの)は完全に社会的な産物――ケアの関係をとおしてつくられるもの――なのである。

なお、以上の記述に示されているように、個体間のコミュニケーションのなかで「親と子」のあいだのコミュニケーションというものが際立って大きな意味をもっていることはいうまでもない。それは起源的には、生物にとってもっとも本質的な世代間の情報伝達、つまり遺伝子のバトンタッチを通じた生命の連続性の中心をなすものでもあった。親子関係は人間にとっての(またはホニュウ類にとっての)いわば「ケア関係の原型」である。しかし同時に、親子関係つまり(生物学的な)血縁関係が決定的な意味を「もたない」ことにこそ、つまり他のさまざまな社会的関係がそれと同等の大きな意味をもつという点にこそ、他の生物と異なる人間固有の独自性があるということも忘れてはならないだろう。

ケアの外部化

◆なぜケアが「職業」となり「制度」がつくられるのか

ケアということの意味について考えてきたが、以上は「そもそもケアという行為は人間という生き物にとってどういう意味をもつものなのか」という問いに関する、いわば基本論であった。しかし現代の社会においては、ケアは医療、福祉、教育、心理などといった分野において独立した「職業」ともなっており、また、さまざまな「制度」——たとえばさまざまな資格や、医療保険、介護保険といった制度——をともなうものとなっている。こうした、より具体的な場面でのケアということの意味を明らかにするには、また別の視点が必要になってくる。

ここで重要となってくるのが**「外部化」**というコンセプトである。以下、この「外部化」という観点から現代社会におけるケアの意味に光をあててみよう。

端的にいえば、**現代におけるケアということの大部分は、もともと家族や共同体の内部でおこなわれていたものが「外部化」されたものである**、ということができる。このことは、まず介護ということを考えてみれば理解しやすいと思われる。高齢者に対する介護はこれまでもっぱら家族のなかで、家族の者によっておこなわれていた。高齢化の進展や、家族構成の変化のなかで、そうした介護の負担があまりにも重いものとなり、そこでそうした介護を家族以外のホームヘルパーや介護福祉士などがおこなうという方向が出されるようになり、またそれを支える財政的な制度として介護保険というものもつくられた。まさに介護というケアが「外部化」されようとしているのである。

現代風のことばを使うならば、企業が、それまでその組織の内部でその企業の職員によっておこなっていた業務を、その業務を専門的におこなう別の企業に発注し、それによって仕事の効率や質を高めることを「アウトソーシング」という。まさに介護というケアは家族からその外部へとアウトソーシングされつつあることになる。

しかし考えてみるとこれは介護に限ったことではない。たとえば古い社会では、「教育」というものも、学校という公的な制度もなく、それは家族や地域共同体の中でおこなわれていた。いわゆる近代社会になって、公的な教育制度が整備され、また「教師」という専門職も養成されるようになり、教育という「ケア」は「外部化」されていったのである。また、最近では、「子育て」ということについても、女性の社会進出等のなかですべてを家庭内でおこなうことは困難となり、(日本の場合かなり遅れてではあるが) しだいに保育所などのサービスも整備されはじめている。子育てという「ケア」の「外部化」である。

一方、医療について見ると、たしかに医師という職業は比較的古くから存在しており、その意味では医療というケアは早い段階から「外部化」されていた、という面をもっているが、とはいえ近代社会以前はもちろん現在のような意味での医師は存在せず、またかりに存在するにしてもその数はごく限られたものであったから、医療というケアもまた、大部分は家族や共同体のなかでインフォーマルなかたちでおこなわれていたのである。

さて、いま述べている「ケアの外部化」ということを、歴史的な視点も踏まえて少し整理したのが**図表I・1**である。

この図はもともと社会保障制度ということに関連してつくったものなので、狭義のケアということを超える要素が含まれているが、ポイントは次のとおりである。

まず第一の「前・産業化(工業化)社会」は、いわば農業を中心とするムラ社会というイメージのものであり、こうした社会では、ほぼすべてのケアは家族や共同体のなかで「相互扶助」というかたちでおこなわれていた。言い換えれば、ケアはまったく「外部化」されていなかったのである。

次に第二段階の「産業化(工業化)社会」になると、家族は三世代同居の大家族からいわゆる核家族に変化していき、実質的には「夫＝サラリーマンとして〝外〟で仕事、妻＝専業主婦として〝内〟で家事」というパターンが浸透していく(戦後の日本で急速に進んだのはこうした変化だった。なおこの場合、「夫ないし男性が(核)家族の全体を支える」という姿が基本的なモデルであるから、社会保障制度の対象とする単位は「家族」ないし「世帯」が基本となり、妻や子は「被扶養者」というかたちで位置づけられることになった)。こうした段階になると、老人あるいは高齢者は家族の〝外〟に出ていくことになるから、老人の扶養ということが徐々に「外部化」されていく。

そうした扶養のうち、さしあたりもっとも重要なものは「経済的(金銭的)な」ケアないし生活保障であるから、ここで「年金制度」という公的な制度が必要になってくる。つまり年金制度とは、家族のなかでおこなわれていた「老人の経済的扶養」が外部化したものにほかならない。同時に、こうした産業化社会では、社会も複雑化し、それまでのように「教育」をすべて家族・共同体のなかでおこなうということは困難になるので、先にもふれたように、それは教師という専門職によって、公的な制度のなかでおこなわれるようになる。教育（というケア）の外部化である。

では現在はどのような段階あるいは時代なのだろうか。それが図の第三段階の部分であり、「成熟社会／高齢化社会」と呼びうる段階である。

ここではまず、高齢者の寿命がさらに延び、いわゆる「後期高齢者」と呼ばれる層（七五〜八〇歳以上の高齢者）が大きく増加する。家族の変化ともあいまって、こうして「介護」（というケア）が文字どおり外部化されていく。また、この段階では、女性の社会進出などを背景として、「核家族」そのものがさらに個人単位のものとなり、先にふれたように「子育て」（というケア）も大きく外部化していく。さらにいうと、実は第二段階の産業化(工業化)社会においては、「会社」という存在が、終身雇用制ということともあいまって個人（サラリーマン）の生活を生涯にわたって保障していたのだが、この段階ではそうした会社そのものも流動化し、むしろ「個人」が何回かの転職を経ながらその人生を送るという姿が一般的になっていく。

◆バラバラになった個人を再び結びつけるもの——ケアという仕事

以上、経済社会の歴史的な変化にともなって、家族や共同体のなかでおこなわれていた「ケア」がしだいに外部化し、公的な制度のなかでおこなわれるようになっていくというプロセスを見た。ではこれらを眺めたうえで、全体としてどのようなことが見えてくるだろうか。

それはひとことでいうならば、**経済の進展にともなって、個人が単位の（あるいは個人中心の）社会にな**

図表Ⅰ・1　家族・共同体の外部化とケア／社会保障

【前・産業化（工業化）社会】

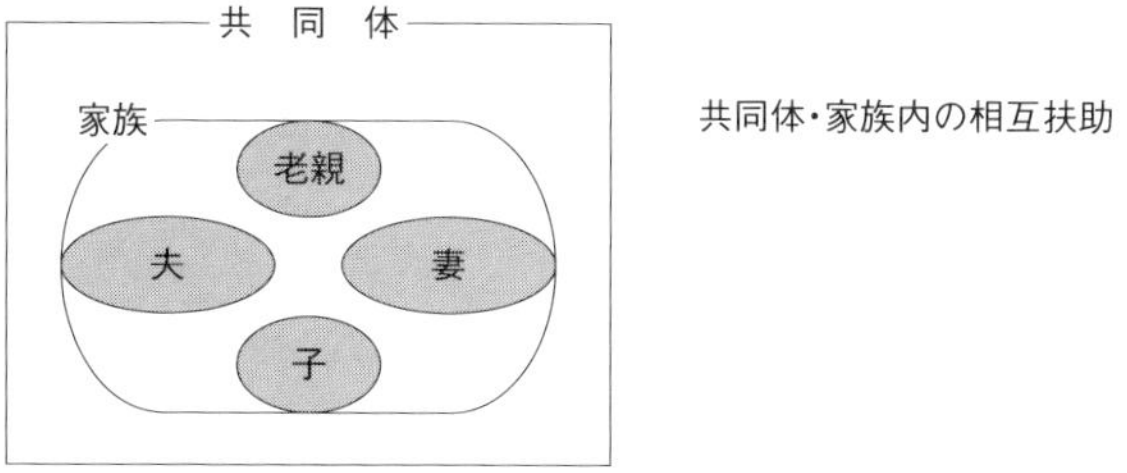

【産業化（工業化）社会】

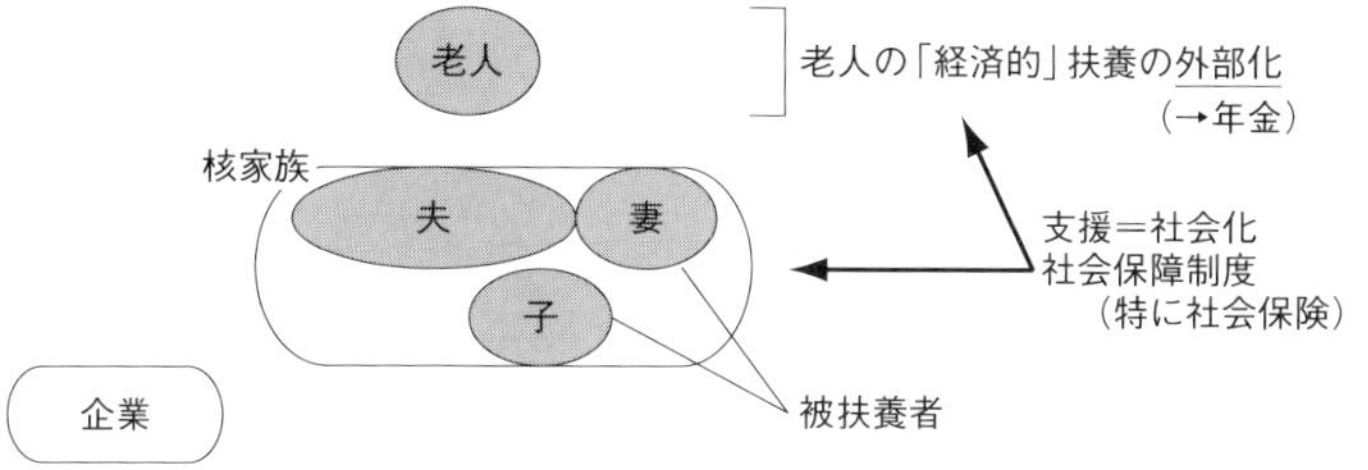

・伝統的共同体が弛緩する一方、産業化社会における新たな「共同体」としての核家族や企業が形成される。
・社会保障はこれら共同体から析出、外部化していく要素を支援（社会化）。
・その基本的な単位は「世帯（家族）」と企業。

【成熟社会／高齢化社会】

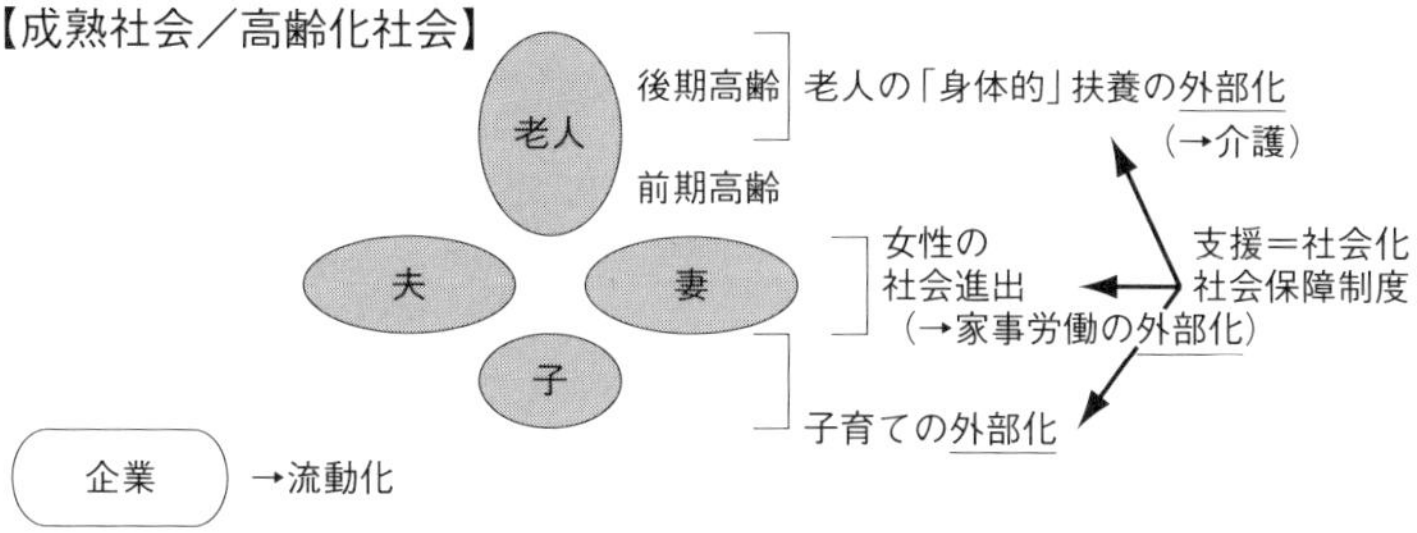

・家族内にあったものがさらに「外部化」するとともに、企業／雇用も流動化。この結果、産業化社会の「共同体」であった「家族」「企業」いずれも弛緩し、個人を単位とする社会へ。
・社会保障は再びこうした外部化していく要素を支援（社会化）。
・個人を単位とし、市場をベースとした社会保障制度体系へ。
　……個人間のネットワーキング／新しいコミュニティ形成の支援

っていく、というひとつの明らかな方向である。かつては大家族や（ムラのような）共同体が存在していた。それが核家族や会社中心の社会となり、さらに現在ではそれらも緩み、ますます「個人」単位の社会となっていく。その理由は簡単であって、経済が進化し、「豊かな社会」になっていった結果、個人は（少なくとも経済的には）〝一人でも生きていくことができる〟社会になった、ということである。言い換えれば、少なくとも「生活」のために、各人が共同で支えあったり家族が身を寄せあったりする、ということは必要ではない社会になった。もちろん、このことを通じて個人は「自由」を得る代わりに「不安」とともに生きることになるのだけれども。

そして、ここで重要な点は、以上とまったく表裏一体のこととして、つまり「個人」が単位の社会となっていくこととまったく並行して、家族や共同体の内部でおこなわれていた「ケア」が外部化され、また独立の制度となっていく、ということである。これが**「職業としてのケア」**の成立ということにほかならない。言い換えれば、そのようにバラバラになっていく「個人」という存在を、再び結びつけ、あるいは支えるものとして「ケア」という仕事あるいは営みが生まれたのであり、また現代社会はそれを強く必要としているのである。

たとえばフロイトなどを含めて、心理学という学問分野が成立し、また種々の心理療法やカウンセリングといったことがさまざまなかたちでおこなわれるようになったのが、一九世紀後半から二〇世紀という急速な都市化そして産業化の時代であったということは、決して偶然ではない。伝統的な農村共同体が崩れ、都市化が進み、独立した「個人」がさまざまなストレスや不安のなかを生きるようになる。しかしそこにかつてのような共同体（コミュニティ）での相互扶助などは存在しない。「心理的なケア」ということが、〝職業〟として必要となる時代ということであり、それはほかでもなく、家族・共同体がもっていた機能——それは〝ケア力〟と呼べるようなものかもしれない――が「外部化」されたものなのである。

まとめよう。経済の進化ということを背景に、一方で「個人」中心の社会が生まれ、他方で、家族・共同体のなかでおこなわれていた支えあい機能が「外部化」されたものとしての（職業としての）ケアが生まれる。ケアという仕事の意味は、このような社会的な背景とともに理解される必要があるし、またそうした理解を踏まえてこそケアの営みは確固とした視座をもつものとなるのではないだろうか。

ケアと社会保障――「ケア」ということばの意味の変容

ここで「社会保障」と「ケア」との関係ということについてひとこと補足しておきたい。先の**図表Ⅰ・1**でも示されているように、年金、介護、保育といった社会保障制度もまた、家族や共同体が果たしていた（生活保障の）機能が外部化していくのに対して、それをもう一度公的な制度として社会化する、という点に本質をもつものである。だとすれば、家族や共同体から「個人」が独立していく場合に生じる不安や弱さを再び支援するものとしての「ケア」は、社会保障というシステムと緊密な関係にあることになる。実際、考えてみれば、さまざまなケアの領域のうち、医療や福祉（介護、保育など）という分野は制度としては社会保障の一部となっているし、国によっては教育なども社会保障のなかに位置づけられることもある。

ここで非常に興味深いのは、社会保障 social security という言葉のうちの“security”が、語源的に“se + cura（英語で表すと without care）”つまりラテン語で「ケアがないこと」という意味の語である、という点である。

想像されるように、ここでの「ケア」とは、先に述べたような「世話、配慮」といった意味でのケアではなく、むしろその原義としての「不安、心配、憂い」という意味である［拙著『日本の社会保障』参照］。つまり“security”とは「不安、心配がないこと」という意味である。いずれにしても、**「ケア」という言葉は、もともとは不安、心配、気がかりといった消極的な意味であったのが（このニュアンスは現在の英語としてのcareにも残っていると思われる）、ある時期から「世話、配慮」といったいわば積極的な意味に重点を移していった**のであり、「社会保障 social security」との語源的な関連性ということと並んで、そのこと自体興味深い事実であるように思われる。

◆「気をつかう」から「気をくばる」へ

ここから少しだけ、筆者のささやかな、しかし案外当たっているのではないかと思われる、「ケア」ということばのいま指摘した〝意味の変遷〟に関する推測におつきあいいただきたい。

それは次のようなことである。たとえば日本語で〝気をくばる〟という言葉と〝気をつかう〟という言葉がある。もしかしたら人によって微妙に受け止めるニュアンスが異なるかもしれないが、一般的には、後者（気をつかう）のほうは（「狭い世間」で生きていくなかで）やむをえず他人のことにいろいろ配慮する、といった、ややマイナスの、いわば窮屈なニュアンスのともなうことばであると思われる。これに対し、前者（気をくばる）のほうは、微妙な違いではあるがわずかにもう少しポジティブな、つまり「積極的に」他人のことを思いやる、というニュアンスが含まれたことばであろうかと思う。

実は、先ほどふれた「ケア」ということばが消極的なものから積極的な意味合いのものへと変わっていったというのは、まさにこうした点と重なっているのではないだろうか。

つまりこういうことである。たとえばムラ社会といえるような、非常に凝集性の高い、〝狭い〟共同体を考えてみる（単純にいえば「都市」に対する「田舎」。また日本社会全体がそうした傾向の強い社会でもある。東京に対しての私の故郷の岡山も相対的にはそうである）。そこでは人と人の「距離」は非常に近く、いわば互いに遠慮しながら、ある狭い空間のなかで生活をともにしている。このような社会では、他者への配慮ということも先の〝気をつかう〟的な、いわば生きていくうえでいやおうなく求められる、消極的なものとなる傾向が強くならざるをえない（古い意味での、消極的な「ケア」）。

　ところが都市化や産業化が進み、個人がそれぞれ独立して自由な活動をするような社会になっていくと、**他者のことには「かかわらなくても」生きていけるような社会となり、そうであるがゆえに、逆に他者に対して何らかのかたちで関与したり働きかけをおこなっていくことは、いわばより「自発的」な、積極的な行為となる。**これが（〝気をつかう〟に対する）〝気をくばる〟のほうであり、あるいはそれよりもさらに「能動的な」他者へのかかわり――たとえば自分とはまったくかかわりのない、ある震災地域の救援活動のボランティアに参加する、といったかかわりのあり方――であるだろう。

　そして、このことがまさに「ケア」ということの新たな、つまり積極的な意味とそのまま重なっているのではないだろうか。つまり、先に議論した点と同じく、経済が進み、家族や共同体の凝集力が弱まり、「個人」が単位の社会になっていくことと併行して、他者へのかかわりということもより自発的・積極的なものとなり、その過程のなかで「ケア」ということばの意味ないしニュアンスも変化を遂げてきたのではないか、と考えられるのである。

さて、以上「外部化」というコンセプトを軸に現代におけるケアの意味について考えてきた。ここまで考えてくると、ここでの議論は、本書のはじめで述べた「ケアする動物としての人間」という話と再びつながってくるように思える。

◆人間自体が自然からの「外部化」の産物である

これまでの記述で用いてきた「外部化」という概念は、それを次のようにさらにひと回り拡張して使ってみることができるのではないだろうか。すなわち、そもそも人間という存在や、あるいは「意識」ということそれ自体が、自然から「外部化」したところに生まれたものである、ととらえることができるように思われる。

つまり、本章のはじめで、親から子への遺伝子情報の伝達だけでは足りなくなり、外界を認知する脳という装置の発達、それにともなう「意識」というものの発生、そしてそれと一体となった「個体間コミュニケーション」というものが生まれ、それが「ケアする動物」としての人間の誕生である、という議論をおこなった。だとすると、このことは、遺伝子を通じた世代間の情報伝達ということが「外部化」したところに人間の意識が生まれた、というぐあいにとらえることができる。すなわち、ちょうどコンピューターが私たち人間の脳が外部化した存在であるのと同じように、実は私たちの脳=意識もまた、自然すなわち遺伝子情報の伝達プロセスが外部化したものなのである。

そしてこの場合の人間というのは、すでに見たようにきわめて「社会性」の強い、つまり「共同体(家族を含む）」が単位であるような人間であった。ところが先ほど見たように、経済の進化にともなってこうした共同体（コミュニティ）というものがしだいに解体し、「個人」中心の社会となっていった。つまり、家族や共同体から「外部化」したところに「個人」が生まれたのである。このように、自然から外部化したところに「人間」（共同体＝ケアする動物）が生まれ、そこからさらに外部化したところに「個人」が生まれた、という理解ができる（**図表I・2**）。

図表I・2　外部化の産物としての人間/個人、そして「ケア」との関係

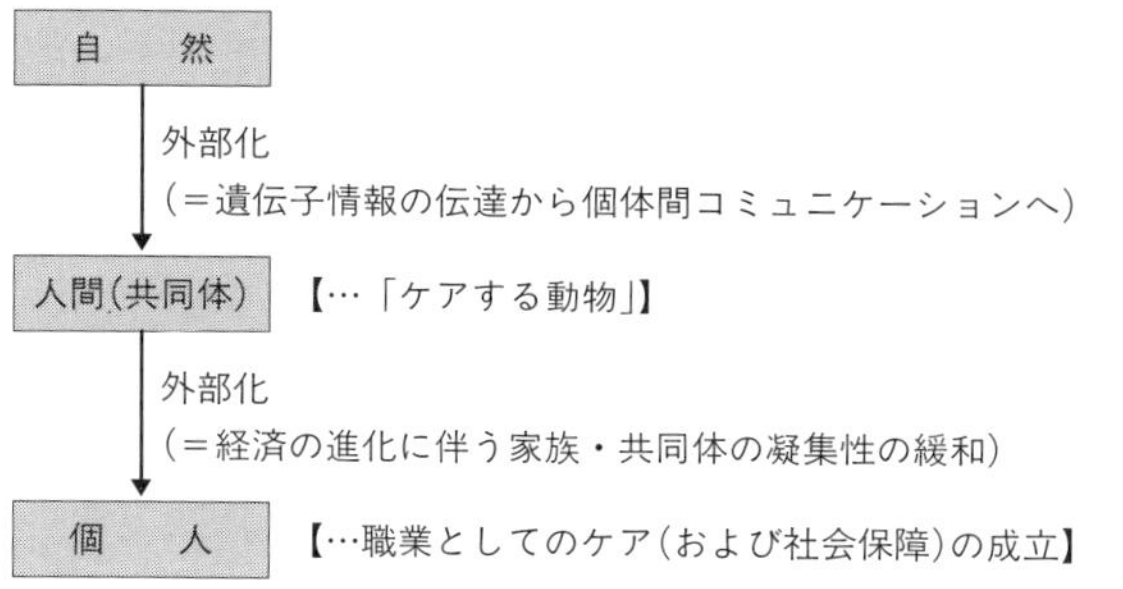

この場合、ここでの「外部」はただちに「内部」へと〝反転〟する。たとえば私の「思考」、あるいは私の「こころの内側」のつぶやきというもの。これはもともと、会話や応答といった、個体と個体の間のコミュニケーションが、個人の意識のなかでおこなわれるようになったものである（私の思考というのは、意識の内部でおこなわれる〝会話ないし対話〟にほかならない。このことはたとえば、電子メールなどを書いていて、途中からそれが相手に対して語っているのか、自分のなかで独り言をしているのか一瞬わからなくなる、といった経験を考えれば明らかになる）。

ところがいったんこうしたことが起きると、外部化された「私（の意識）」のほうが逆に「内部」となり、人々のいる世界あるいは共同体のほうが（私にとっての）「外部」となる。共同体から外部化された「私」という存在が、逆に自らを「内部」ととらえるようになる。「内と外」の〝反転〟が生じるのである。同じことが自然と人間との関係についてもいえる。

いずれにしても、このように、自然から外部化したところに「人間」が生まれ、そこからさらに外部化したところに「個人」が生まれた。このことは、人間を、そしてまた個人を（それぞれ自然や共同体から）「自由」な存在にした。

しかし逆に見れば、人間はもともと自然と一体のものだったのだし、個人は共同体（コミュニティ）とともにあったのである。だから人間は、共同体との、あるいは自然とのいわば「通路」ないし「つながり」をもちたいという根源的な欲求をもっている。それをつなぐ役割をするのが「ケア」ということなのではなかろうか。あるいはそうした「（他者との、自然との）つながり」ということ自体が「ケア」なのではないだろうか。

このように考えていくと、話は本書の冒頭にふれた「聴くこと」とケアという話題に帰ってくる。人間が、かりにそこで何らかの「アドバイス」や「助言」等々を得られなくても、自分が発する言葉やメッセージを「ただ聴いて」もらえるだけで癒されたり、深い充足を得られたりするのはなぜだろうか？　それによって、自分という存在が、相手に、あるいは世界に受容されたというポジティブな感覚をもたらすのはなぜだろうか。

それは、そのことを通じて、私という、「外部化」されてしまった脆弱な存在が、いわばその〝故郷〟ともいえる共同体ないしコミュニティの空間にもう一度つながり、回帰し一体化するという感覚を、その程度はさまざまではあれ、得ることができるからではないだろうか。つまり、「ケア」ということのもっとも根源的な意味は、「外部化」してしまった個としての人間を、もう一度（共同体あるいは自然のほうへ）「内部化」あるいは「一体化」する、というところにあるのではないだろうか。あるいは、より正確にいえば、人間が「個」として外部化していこうとするベクトルを、もう一度世界や共同体への内部化のほうへと向かわせる、その反転の間際にあるのが「ケア」という営みなのではないだろうか。

このようなことを、本書でのケアについての考察の出発点において確認したうえで、以下ではもう少し具体的なケアの場面に視点を移していきたいと思う。

2 ケアのモデル／越境するケア

「健康転換」という枠組み

前節ではケアということの意味について、そのごく理念的な次元にさかのぼって考えたが、ここでケアということのより現実的な内容について見ていくことにしよう。

まず、ケアの中身を考えていく場合のひとつの基本的な枠組みとして、「健康転換」という考え方について述べてみたい。

◆感染症→慢性疾患→老人退行性疾患

「**健康転換** health transition」とは、公衆衛生や国際保健の分野で近年唱えられるようになった概念であり、疾病構造（その社会においてどのような種類の病気が一般的に見られるか、という構造）の変化を、人口構造や就業構造といった経済社会全体の転換と一体のものとして、総合的かつダイナミックにとらえていこうという考え方である。そこでは基本的に次のような三つの段階が区別される。

まず、健康転換第一相は（結核などの）感染症の段階であり、第二相は慢性疾患（最近では生活習慣病とも呼ばれるようになった）の段階である。日本にあてはめると、この第二相への変化が起こったのは、死因の一位が結核から脳卒中に代わった一九五一年（昭和二六年）、ないし死因のベスト・スリーとして現在につづく「がん、心臓病、脳卒中」の三者が出そろった一九六〇年前後（ただし当時は「脳卒中、がん、心臓病」の順）の時期と考えられる。

さらに健康転換第三相は、慢性疾患から「老人退行性疾患」への段階である。たとえば一九九六年（平成八年）現在で、病院の入院患者全体に占める六五歳以上の老人患者割合は五割以上（五二％）にまで達しており、また医療費の面からも六五歳以上の老人医療費がほぼ五〇％に到達し、今後もいっそう増加していくことが予測されている。また、介護保険等のことをいうまでもなく、現在の医療においては老人あるいは高齢者ケアの比重が際立って大きなものとなっている。このように、現在の日本の医療は、すでにこの健康転換第三相の段階に至っているのである。

◆医療モデルと生活モデル

ここで、この「健康転換」という概念で重要なことのひとつは、いま述べている「慢性疾患」から「老人退行性疾患」への変化を、感染症から慢性疾患への変化と同等に大きなものとして位置づけている、という点である。言い換えると、通常の慢性疾患（糖尿病、心臓疾患、がんなど）と老人退行性疾患とのあいだには、感染症と慢性疾患の違いと同じくらい大きな違いが存在するという理解であり、したがって、高齢者のケアについては、従来の「疾病の治療、延命」といった医療のあり方や医学のパラダイムでは対応できない「新しい質」の問題が含まれている、という認識である。

では通常の慢性疾患と老人退行性疾患とでは何が違うのか。

簡潔に述べると、老人の場合、身体の生理的な機能は、生物本来のメカニズムとして「不可逆的に」低下していく要素をもっており、したがって若い人（ないし通常の慢性疾患）に想定されるのと同じような「治療」は困難な面が強く、やみくもにすべてを「治療」というかたちで対応しようとすることは、かえってその「生活の質（QOL）」を低めることになる場合がある。つまり、**「医療モデル」**に対する**「生活モデル」**、あるいは「疾病」ではなく「障害」ととらえたうえで、残された機能を積極的に生かしながら生活全体の質を高めていく、というより幅広いケアの姿が求められるのである（**図表Ⅰ・3**）。また、この健康転換第三相はそのまま高齢者「介護」問題とつながることになる。そして、ここでは「医療」と「福祉」が限りなく連続化し、不可分のものとなっていくのである（医療モデルについては第Ⅱ章で、生活モデルについては第Ⅲ章で、さらに考えていきたい）。

医療制度との関係

◆「公衆衛生」から「医療保険&病院」へ

このように、「健康転換」つまり疾病構造の変化に対応してそれにふさわしいケアのあり方を考えていく必要があるが、さらに、医療制度や医療保険などの面でも、こうした変化に応じた対応が求められる。その大まかな構図は**図表Ⅰ・4**のようなものである。

この表にそくして要点を述べると次のようになる。まず健康転換第一相の感染症の段階では、原因は個々人の生活というよりは病原菌そのものや、都市環境の衛生といった、個人を超えた要素にあるのだから、予防接種や衛生水準の向上といった、いわゆる「公衆衛生」施策がもっとも重要となる。いまでは想像が困難であるが、昭和のはじめまでの医療対策といえばこれらが中心であった。

ところが第二相の慢性疾患の段階になると、こうした公衆衛生施策は表舞台から退く。なぜなら、慢性疾患が「生活習慣病」と呼ばれるように、ここに来て〝病気は「個人」の問題となる〟からである。したがって、個々人が一定の保険料を支払い病気に備えるという、個人をベースにすえた、「保険」というシステムが有効になるのであり、こうして日本を含め各国で公的な医療保険制度が整備されていったのである。

また、感染症の場合と比べ、慢性疾患の治療にははるかに高度な医療技術が必要であり、また「慢性」疾患の言葉が示すように治療にも一定以上の期間が必要となることから、一定以上の機器およびスタッフをあ

図表Ⅰ・3 「医療モデル」と「生活（QOL）モデル」の対比

	医療モデル	生活（QOL）モデル
目的	疾病の治癒、救命	生活の質（QOL）の向上
目標	健康	自立
主たるターゲット	疾患 （生理的正常状態の維持）	障害 （日常生活動作能力［ADL］の維持）
主たる場所	病院（施設）	社会（生活）
チーム	医療従事者 （命令）	異職種（医療、福祉等） （協力）
【参考】対象のとらえ方（WHO等）	医学モデル （病院－病理－発現）	障害モデル （機能障害－能力低下－ハンディキャップ）

（出所）長谷川敏彦「日本の健康転換のこれからの展望」，『健康転換の国際比較分析とQOLに関する研究』p. 38を一部改変。

図表Ⅰ・4 健康転換と対応システム

健康転換	対応システム	（参考）供給体制
第1相　感染症	公衆衛生施策 （←税）	（開業医中心）
↓		
第2相　慢性疾患	医療保険制度	病院中心： 医療&施設
↓		↓　↓
第3相　老人退行性疾患	高齢者の医療・福祉を統合したシステム	福祉&在宅

る場所に集中的に投入して対応するほうが有効かつ効率的である。こうして、まさに「病院」というシステム中心の医療が浸透していった。つまり、この健康転換第二相においては「医療そして施設」中心の対応が一般的となったのである（日本でいえば一九六〇年代〜七〇年代の高度成長期がこの基本的な整備期であり、それほど昔のことではない）。端的にいえば、「病院と医療保険」、これがこの健康転換第二相の象徴である。

◆医療と福祉を〝一枚の絵〟のなかでとらえる時代

ではこれからの時代、つまり健康転換第三相（老人退行性疾患への転換）ではどうであろうか。この段階では、先ほど述べた「生活モデル」へのシフトということを基本として、

（a）医療⬇福祉

（b）施設⬇在宅（地域）

という二つの方向が基本となる（先の**図表Ⅰ・4**を再び参照されたい）。この場合、もちろん「医療」や「施設」の役割がなくなるわけではないから、（a）（b）各々における両者、つまり「医療と福祉」、「施設と在宅（地域）」という異なるタイプのケアをいかに連携あるいはコーディネートするかが大きな課題となる。ここで重要となるのが文字どおり「ケアマネジメント」、つまり医療や福祉、施設や在宅にまたがるさまざまなケアが、ケアの受け手にもっともふさわしい形で提供されるように調整する仕事である。

以上述べたような点を現在の日本の状況にそくして具体的に示したのが**図表Ⅰ・5**である。この場合、特に重要な点は、今後は「医療」と「福祉」を分断して考えるのではなく、図にあるように、「疾病の度合い」と「障害の度合い」という二軸のマトリクス（組み合わせ）として、いわば〝一枚の絵〟のなかでとらえ

図表 I・5　これからの医療・福祉供給体制(2010年に向けて)

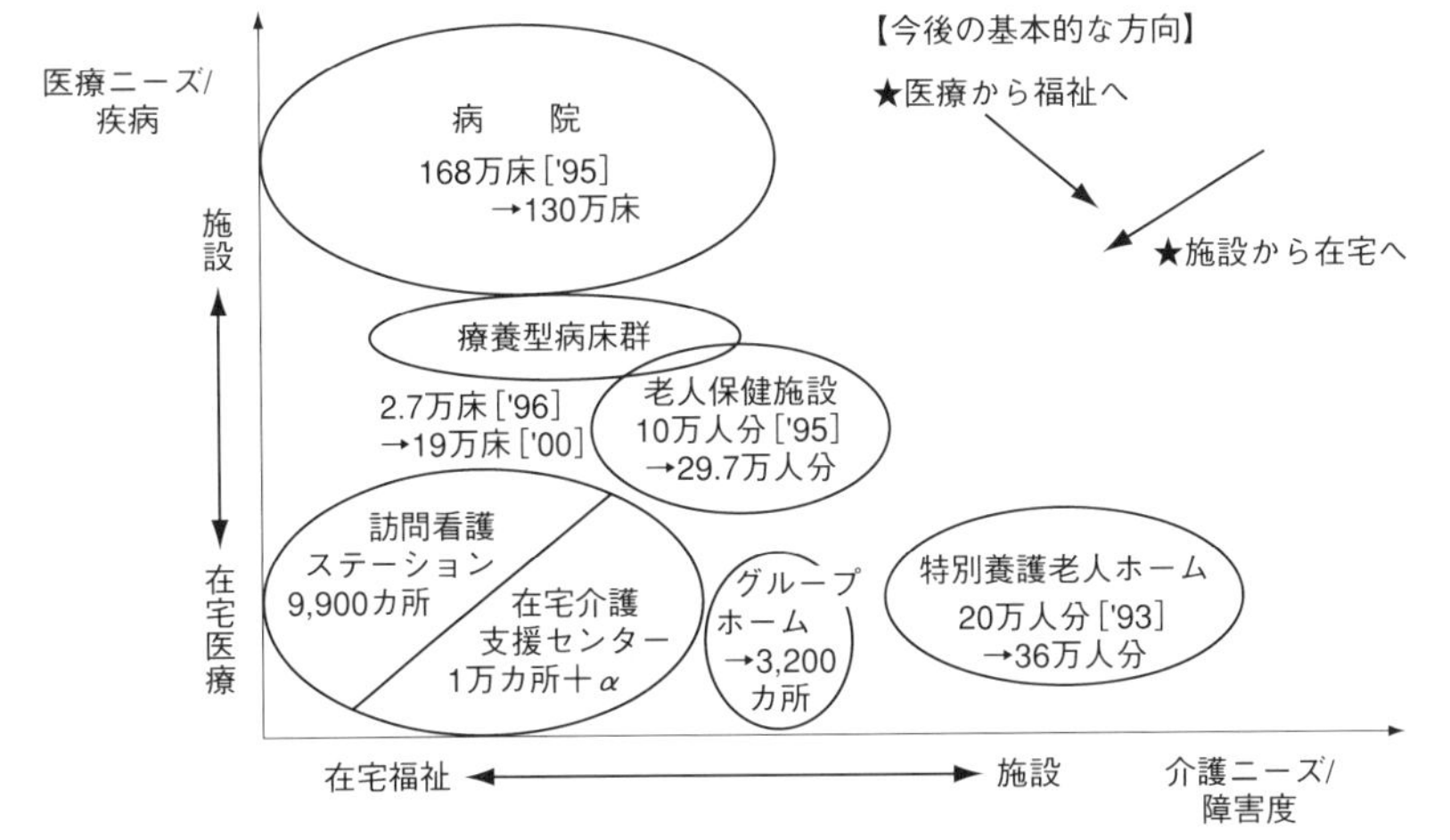

(注) 特別養護老人ホーム、老人保健施設、グループホームおよび訪問看護ステーションの数字は「ゴールドプラン21」のものである(2004年度見込み量)。

る、という点である。もちろん、「施設ケア」と「在宅ケア」についても同様に、連続した一体のものとしてとらえていく必要がある。後にも述べるように、これからの医療関係者や福祉関係者は、こうした医療と福祉、施設と在宅の「垣根」を越えてケアの姿を考えていくことが重要となっている。★

★一九九八年（平成一〇年）現在のわが国の病院病床数は総計一六五・六万床、一般病床一二六・二万床であるが、すでに過剰ないし過当競争的状況にある。病院病床は、一九九三年（平成五年）以降すでに減少に転じているが、入院患者数はそれ以上に急速に減少している。

実際、一九九三年において、戦後初めて入院患者数は減少に転じた（一九九〇年の一四〇・七万人から一三四・七万人への減少。六五歳以上の入院患者数も減少に転）。

こうした状況のなかで、いま原点にかえ

って「病院」というものの役割、つまり「そもそも病院とは何をするための場所か」ということを問いなおす時期にきている。もともとヨーロッパやアメリカの病院（ホスピタル）と呼ばれる施設は、貧者などのための慈善的・福祉的な施設であり、そこに医師が出入りするようになって「医療的」な機能が付加したのは一九世紀になってからであった。これとは逆に、日本の場合の病院は、「医師の開設する診療所が大きくなって病院となる」という形態が一般的なものであったため、当初から医療機能が中心で、また看護などの療養機能は非常に手薄いものだった（現在もこの傾向は続いている）。

ところが一九五〇年代前後以降、欧米の病院はむしろその機能を「医療」ないし治療的なものに特化する傾向を強め、それにともなって在院日数も急速に減少していった。これに対し日本の病院は、（福祉施設等の未整備からくる）社会的入院の拡大もあって、むしろ八〇年代半ばにかけて一貫して在院日数が長くなるという、まったく逆のパターンをたどったのである（現在欧米諸国の病院の平均在院日数は一〇〜一五日、これに対し日本の病院の場合は約三〇日強。ちなみに一九六〇年前後では、日本の病院の平均在院日数は欧米のそれと同程度かむしろ短かったという事実に注意）。こうしたなかで、病院は「死に場所」としての機能も拡大していった（第Ⅳ章参照）。

このような特殊な歴史的経緯もあって、現在の日本の病院は、その機能がきわめて「あいまい」なものとなっていると筆者は考える。つまり在院日数が非常に長いわりには、（上述のように）もともと医療機能が中心であったこともあり、患者への心理的・社会的サポートといった療養機能が弱く、ましてや「癒しの環境」といった配慮はきわめて手薄である。かといって、在院日数の長さ自体に示されるように、「治療」的機能に特化しているわけでもない。むしろ日本全体がなお非常に「生産中心主義」的な志向の強い社会であることも手伝って、病院は一種の〝休養〟施設的な機能すら担っているといえる（たとえば「病院に入院している」というのは会社を長期に休む「正当な」理由となるが、「自宅で静養している」というのは理由になりにくい、といった傾向など)。

では日本の病院は今後どうなるのか、またはどうすべきか。基本的には、「治療機能を中心に『密度の高いケア』を提供する施設」、という方向であろう。具体的には、その数は今後も着実に減少していく(現在の日本の病院の人口当たり病床数はアメリカの二倍以上である)。また平均在院日数は、いわば欧米との三〇年遅れのタイムラグでこれも減少していく(すでに八〇年代半ばから減少に転じている)。一方、ケアの密度は先ほどの心理的・社会的サポートという点を含め高密度のものとしていく(これには第II章で述べるような診療報酬上の支援の強化が必要である)。

いずれにしても、**図表I・5**のような全体像、そしてさらに(第III章で論じるような)コミュニティ全体を視野に入れながら、病院というものの位置づけをいわば相対化し、その果たすべき役割を基本から問いなおす作業が求められている。

ケアのモデル──ケアの全体性

◆四つのモデルでケアをとらえる

以上、特に高齢者ケアの場面を中心に、「健康転換」という視点を基礎にしながらこれからのケアの方向について述べた。そこでの基本となるのは先に述べた「医療モデル」と「生活モデル」というケアの基本類型であったが、けれどももちろん「ケア」の姿はこの二つに尽きるものではない。

たとえば、多くの慢性疾患の場合には、その病気の進行そのものにストレスなどの心理的な要因が深くかかわっている。特に近年のさまざまな研究を通じて、ストレスが免疫機構に大きな影響を及ぼし、それによってがんをはじめとする多くの慢性疾患の経過が大きく左右される、ということが明らかになってきた。あるいは、特にターミナルケアの場面では、つまり病気そのものの「治療」が最終的に期待できないような末期の方に対するケアの場面においては、むしろ精神的な面でのケア、あるいはもっと広く死生観や宗教といったことがらまでを含んだケアが本質的な意味をもっている。

他方、慢性疾患のケアにおいては、生活習慣病ということばが象徴するように、日ごろからの食生活、運動、休息、ストレス等の全体が長期にわたり積もり積もった結果として、それが何らかの病気となって現われるわけであり、したがって、「予防」や日ごろからの「(生活)環境」ということこそがむしろ病気への対処としては重要な意味をもつことになる。

以上の簡潔な記述からもわかるように、少なくともケアということの全体像を見ていくためには、先ほど指摘した「医療モデル」と「生活モデル」の二つに加え、**「心理モデル」**および**「予防/環境モデル」**ということの二つの基本型を考える必要がある。やや図式的になってしまうが、これらの全体をまとめると**図表Ⅰ・6**のようなものとなる。

◆「自然科学-人間科学」軸と「個人-環境」軸

この図について少し説明すると、第一の軸(縦軸)は、そのアプローチや内容が基本的に「自然科学的」なものであるか「人間科学的」なものであるかという切り口である。

ここでいう「自然科学」とは、一七世紀にヨーロッパで起こった「科学革命」と呼ばれる大きな変化以降に発展した「(西欧)近代科学」を実質的にさすものであり、自然現象(人間でいえばその物理的・生物学的側面)を対象として、帰納的・経験的なデータ収集をベースとしつつ普遍的な法則の確立をめざす科学のあ

図表I・6 「ケアのモデル」の全体的な見取り図

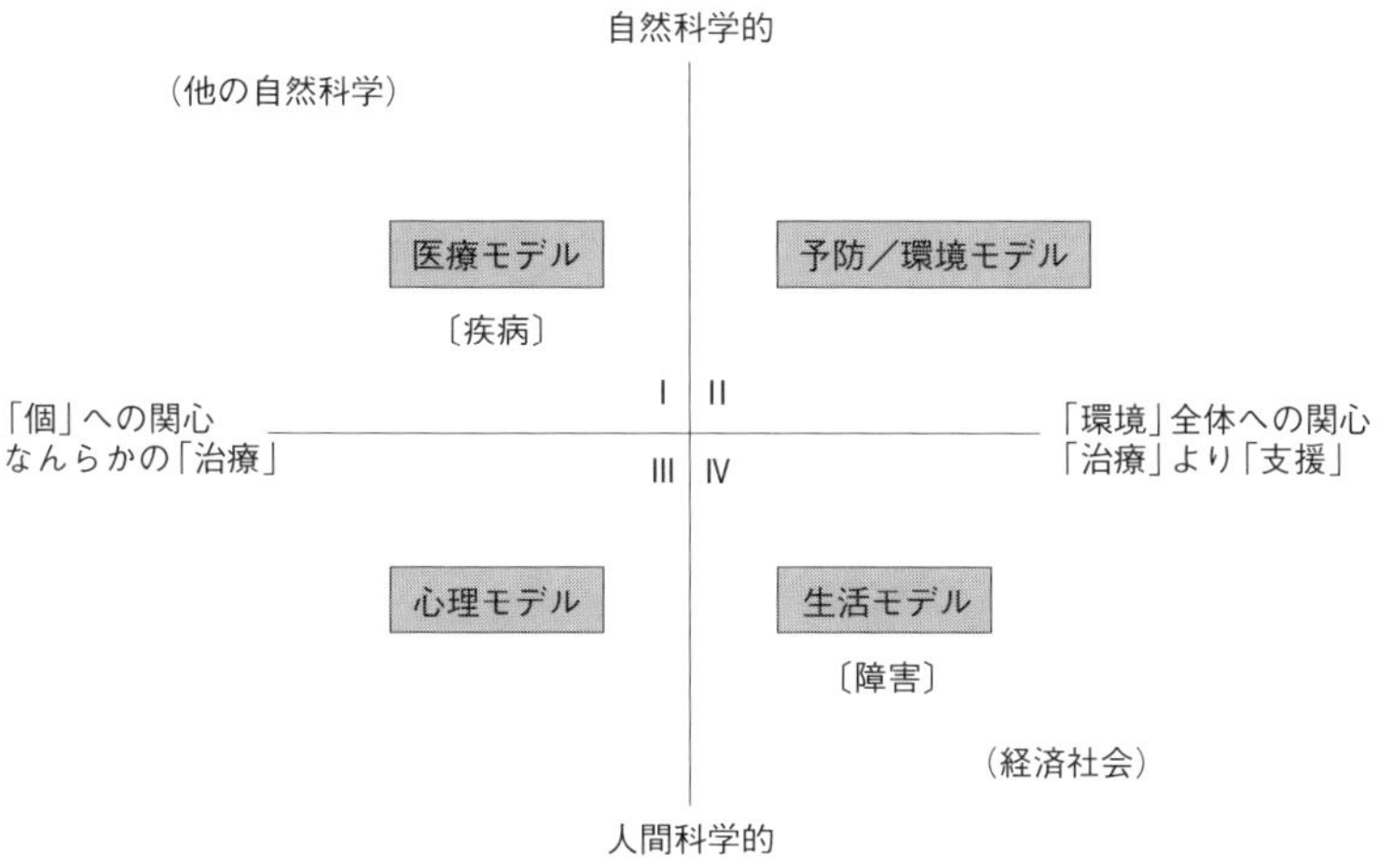

り方である（「科学」というものの意味については、第II章であらためて考えてみたい）。

それに対して「人間科学」とは必ずしも明確な定義のない、または定義困難なものであるが、自然科学との対比でいえば、人間の物理的・生物学的側面以上にその心理・社会的な側面に注目し、かつ対象の「個別性」をより重視したアプローチ・内容をもつもの、とここではさしあたり規定しておこう。

一方、もうひとつの軸（横軸）は、人間の「個体」としての側面に主たる関心を向け、現在かかえている問題について何らかの意味で「治療」的なアプローチをおこなうか（図の左半分）、その個人（個体）をとりまく環境（物質的な意味での環境から社会・経済的環境まで）に広く関心を向け、また、その人自身の「治療」というよりも、むしろ環境の側の「改善」や、環境ないし生活への適応の「支援」をおこなおうとするアプローチ（図の右半分）であるかという点である。以上の二つの軸によって、図に示すように「医療モデル」、「予防／環境モデル」、「心理モデル」、「生活モデル」の四つのモデルが分かれることになる。

ちなみに、以上示した四つのモデルは、先に述べた「健康転換」の各相と次のような関係にあると考えることができる。

・健康転換第一相　感染症　　　→医療モデル（象限Ⅰ）
・健康転換第二相　慢性疾患（精神疾患を含む）→予防／環境モデル（象限Ⅱ）および心理モデル（象限Ⅲ）
・健康転換第三相　老人退行性疾患　　→生活モデル（象限Ⅳ）

つまり、健康転換第一相の感染症の時代に形成され、かつ感染症に対してもっとも威力を発揮したのが象限Ⅰの「医療モデル」であった。その後、疾病構造は、一方で慢性疾患、他方で精神疾患の領域に広がっていったが（＝健康転換第二相）、これに対して医療モデルは対応をはかったものの、感染症の場合のような十分な成果が得られず、おのずと新たなモデルが要請されるに至った（第Ⅱ章参照）。慢性疾患の原因となる生活環境等に着目した「予防／環境モデル」およびメンタルな要素に注目した「心理モデル」である（象限ⅡおよびⅢ）。さらに、高齢化時代となり（＝健康転換第三相）、大きな重要性をもつようになっているのが象限Ⅳの「生活モデル」ということになる。

こうした意味では、ケアにおけるさまざまなモデルは、その時代において支配的な病気や障害の変化に対応して、歴史的かつダイナミックに生成してきたものとしてとらえることも可能であろう。

◆現在の学問体系ではケアは見えない

ケアのモデルということについての以上のような議論から見えてくるのは、これらの諸分野が対象としている「人間」という存在の多面性であり、全体性である。しかしながら、現在の学問の体系は、専門分化や「タテワリ」性が進みすぎ、「ケア」の全体像が見えにくくなっている。

一方で「看護学」というものがあり、もちろん医療モデルについては「医学」の体系がある。他方で、「社会福祉学」があり、また「心理学」があり、あるいは「教育学」があり、さらに先ほど述べたようなターミナルケアなどの場面で重要となる死生観や宗教については「哲学」や「宗教学」等々がある。世の中は「○○学」だらけである、といってもよいほどである。しかし案外、どの学問も、人間のある部分だけを切り取って、他を切り捨てて見ていることが実は多いのである。そうなると、つまりひとつの（学問）分野のみにしばられて物事を考えていると、本来求められる「ケア」の姿とは程遠いものになってしまう可能性がある。

科学史という分野が明らかにしてきたように、そもそもさまざまな「○○学」という学問分野は、決して固定的なものではなく、また最初から確固たる内容があるものでもなく、歴史のなかでダイナミックに生成し、また変化していくものである。また、現在の学問分野や分類の多くは、おおむね一九世紀（という急速な産業化の時代）にほぼできあがったものであるが、現代という時代において求められる「学」の分類や体系は、おのずと当時とは違ってきているはずである。

学問分野というものは一度できあがると「固定化」してしまう傾向がある。特に現在では、個々の学問分野は純粋に知的好奇心や社会的ニーズに対応した分野としてあるのではなく、「大学」などを中心とする「制度」と結びついているから、それは学科や講座の構成やポストということと不可分であり、いっそう固定化や「タテワリ」性が強まることになる（特に日本の場合、明治以降、欧米の学問を輸入し、それを理解し普及させる、ということが学問研究の大きな部分を占めていたから、こうした固定性はいっそう強まることになった）。いずれにしても、現在の「〇〇学」という分類そのものが、「いま」という時代の要請に必ずしも合わなくなっている面が必然的に生じることになる。

本書があえて**「ケア学」**という、聞き慣れない言葉を使う、あるいは使わざるをえない背景はほかでもなくこうした点にある。今後確実に重要となってくると思われる「ケアということについての全体的な探求」というものを考えていくにあたっては、学問分野や制度の「垣根」を超えて、つまり「タテワリ」性をとことん廃して、このようなケアに関するさまざまなアプローチの「全体的な見取り図」を常に視野に入れておくことが特に重要となるのである。

◆「モード2・サイエンス」としてのケア

ところでこの点は、最近科学論の分野で活発に唱えられるようになった「モード論」と呼ばれる議論ともよく呼応するものと思われる。モード論とは、イギリスの科学技術政策研究者であるマイケル・ギボンズらが唱えている議論で、その内容は、これまでの（近代）科学のあり方を「モード1・サイエンス」と呼び、これに対してこれからの時代において重要になってくる科学や知的探求の姿を「モード2・サイエンス」として対置するものである。

その趣旨はおおむね次のようなものである。これまでの科学や学問の一般的なパターンであった「モード1・サイエンス」では、知識は個々のディシプリン（学問分野）のコンテクスト（文脈）のなかで生み出される。また実質的にはそれは、特定の科学者コミュニティ（共同体）において、主として学術的な関心が支配する世界のなかで問題が設定され解決される。研究成果の価値は、その学問分野の知識体系の発展にいかに貢献しているかによって決まる。そして研究の成果は、学術雑誌、学会などの制度化されたメディアを通じて普及する。

これに対し「モード2・サイエンス」の知識は、より広いコンテクスト、つまり個別の学問分野を超えた（transdisciplinaryな）、社会的・経済的コンテクストのなかで生み出され、またそうしたいわば応用的な文脈のなかで問題が設定され解決される。そこでは、個別の学問分野を超えた問題解決の枠組みが用意され、独自の理論構造、研究方法、研究様式が構築される。そして参加者の範囲は広く、大学研究者のみならず、市民、産業界、政府なども必要に応じて参加するし、参加する必然性がある。

したがって、モード1の組織は階層的であり（現在の日本の大学などはひとつの典型か）、その形態を維持しようとする傾向がある。しかしモード2の組織はより非階層的であり、一時的である。また、両者はそれが生み出している知識や技術について、異なるタイプの品質管理をする。すなわちモード1・サイエンスの場合に比べてモード2・サイエンスは、より社会的にアカウンタブルつまり説明責任をもち、また、広い範囲から非均質的な組み合わせの実践家たちが集まり、特定のコンテクストのなかで設定された問題の解決のために協力する［マイケル・ギボンズ編著、小林信一監訳『現代社会と知の創造』参照］。

このように記していくと、まさに「ケア」という領域は、こうしたモード2・サイエンスとしての探求を強く必要としている、ということが明らかとなる。先に医療モデル、生活モデル、心理モデル、予防／環境モデルといったケアに関するいくつかのモデルないしアプローチを示したが、これらは人間がケアに関してもつニーズをひとつの角度から切り取ったものに過ぎず、そのひとつで完結するということは皆無といってよい。「ケア」ということの全体をとらえた視点が必要になっている。

そして同時にそれは、別の側面からいえば、先に述べたように完全に「個人」が単位となり、かつて家族や共同体がもっていた支えあいや情緒的な安定の機能が絶対的に希薄化している現代という時代において、新たに求められる「学」の分野といえるのである。

ケアに関する制度

◆「分野」と「制度」を包括的に吟味しなおす必要がある

ところで、以上はいわばケアにおける内容的なアプローチにそくした話であるが、同時にこうしたモデルや見取り図は、現実におけるさまざまな「制度」にかかわるものとしても見ることができる。

〝医療〟や〝福祉〟あるいは〝心理〟といったことばは、そうした「(学問)分野」の名称であると同時に、「制度」の名称でもある。特に医療と福祉に顕著なことであるが、それぞれの資格制度(身分法、国家試験等)が定められ、サービス提供や財政についての制度(医療保険制度、措置制度等々)が定められている。これらは、いま考えている「ケア」という観点からみると、いわば「ケアに関する制度」としてとらえることができるだろう。また、「ケアに関する制度」というのであれば、医療、福祉とならんで〝教育〟を少なくとも加える必要があると思われる。教育という分野がわが国において強く確立された「制度」であることは確かであるし、同時に教育という分野が深く「ケア」にかかわる領域であることもまた疑いないことだからである。

これらに比べると、実は「ケア」にかかわる分野のなかで、日本において幸か不幸かもっとも「制度化」がおくれてきたのは〝心理〟の分野である。比較的明確なものとして「臨床心理士」という資格があるが、これは医師、看護婦、社会福祉士、介護福祉士のような「国家資格」ではなく、文部省が認定した団体が試験をおこなっている、という間接的なものに過ぎない。しかも、この臨床心理士の資格自体、比較的最近できたものである。アメリカなどに比べると、日本の場合、「心理」についての専門職ないし「身分保障」(経済面を含む)は非常に限定された、かつ不安定なものである(たとえば臨床心理士が独自に開業して一定のカウンセリングをおこなうとしても、医療保険の保険点数がきくわけでもなく、費用はクライエントの自費となる。このことは言い換えれば、心理の専門家には医療分野のように「制度」上保証された収入がないということでもある)。

はたして「心理」という分野を「独立した制度」として立てていくのがよいのか、それとも〝医療〟〝福祉(介護、保育等)〟〝教育〟といった、すでに確立した制度のなかに位置づけていくのがよいのか、については議論の分かれるところであるし、それ自体がここでの主題ではない。しかし、以上述べたような〝心理〟の位置づけという点を含め、これらの全体を「ケアにかかわる『分野』と『制度』」という観点から包括的に吟味しなおすことがいま必要になっていると思われる。もちろん、たとえば看護職自身が患者の心理面のケアに深くかかわっていくことの必要性は(特に現在のような慢性疾患時代においては)以前にもまして非常に高まっているし、すでにそうした分野での多くの取り組みや研究がなされつつある。

◆「消費者の視点」がケアの全体性を保障する

ところで、いま「ケアに関する制度」ということについて述べているが、そもそも「制度」ができるということは、その分野の発展にとってプラスの面と同時にマイナス面をもっている。マイナス面の最たるもののひとつは、制度はひとつの〝業界〟を生み、その分野に属する人びとが物事をみる枠組みや思考法までが狭くなっていき、またタテワリ的になっていく、ということである。また、異なる分野や職種のあいだでの「縄張り争い」が生じることになる。

このような意味からも、ケアということにかかわる「医療‐福祉‐心理‐教育」といった諸分野をバラバラにとらえるのではなく、むしろそれらは同じ対象へのいわば「光のあて方」の違いであるととらえ、ひとつの視野のなかで全体的に見わたす試み――「ケア学」――が強く求められているのはないかと思われる。

なお、あらためていうまでもないほど当然のことであるが、このようにケアということがタテワリ的であってはならないのは、ケアを受ける側あるいは「消費者」の視点に立って考えれば、当然そのニードは多様であり、複合的であるからである。

これまでのケアについての議論は、時として**「提供する側」の論理**に立っておこなわれることが多かった。私は仕事柄もあって、医療、福祉、心理などケアにかかわる領域の人たちと比較的分野を問わず広くやりとりしているほうだと思うが、医療や福祉の関係者の人のなかには、「職業意識」が強すぎることもあってか、強い言い方をすれば、「その人のニードは自分たちの職種ですべて対応できる」、あるいは「自分の職種だけでケアの受け手を〝独占する〟」ような発想に傾く人がときおりいるように感じられる。

しかしこれはある意味では独善的な、まさに「提供者主体」の見方なのであり、その枠組みから離れられていないといわざるをえない。言い換えれば、本当の意味でケアの受け手、あるいは消費者の立場に立つということは、「自分（の職種）以外のケア提供者の存在や重要性を認める」というものでなければいけない（たとえば医療関係者であれば福祉関係者の存在理由、またその逆など）。

ここで特に強調しておきたい点であるが、「提供者中心の見方」や「職種の論理」から自由になること、あるいは真の意味で「消費者」の視点に立ちうるということは、これからの時代のケアにおいて特に重要なことと考えられるのである。

これからの時代の看護職とケア

ここで、今後さまざまなケアにかかわる分野や職種がクロスオーバーしていく時代を迎えるなかで、ある意味で非常に重要であると同時に〝微妙な〟位置に立たされているといえる看護職について述べておこう。

本章でこれまで述べてきたようなことを考えていくと、これからの看護職に明らかに求められるひとつの方向が浮かび上がってくる。それは、今後の看護職は、病院を中心とした狭い意味の「医療モデル」にとどまるのではなく、「心理モデル」、「予防／環境モデル」ひいてはその先の「生活モデル」へと積極的に〝越境〟していくことが求められている、ということである。

この点に関して次のことにもふれておきたい。これまでしばしば、特に高齢者ケアの場面での「看護」と「介護」の違いということが問題にされ、高齢者介護に関する議論の高まりや福祉・介護職の増大のなかで、看護職はある種のアイデンティティの危機という状況に置かれてきた。つまり、医師との関係においては自らの仕事の「ケア」あるいは「生活モデル」的な側面を強調し、他方において、福祉・介護職との関係では、自らの仕事の「医療モデル」としての性格を強調するという、ある種の板挟み的な状況に置かれてきたのである。

その一方でまた、福祉・介護関係職種（ホームヘルパーや介護福祉士・社会福祉士など）のほうは、介護などの生活モデルが医療モデルのたんなる手段的・補完的なものとして位置づけられてしまうのでは、といった別の危機意識をもってきた。介護保険の実施にともなって、こうした危機感はますます強くなっている（福祉職の側から見ると、介護保険によって、本来「福祉」の分野であった領域に看護職その他の医療関係者が一気に〝参入〟するように映るし、実際そうした傾向は確かに存在している）。このようなことから、時として不毛ともいえるような役割分担についての議論や、〝縄張り争い〟的な状況も生まれていたのである。

◆背景には「看護職vs.医師」がある

筆者の考えでは、こうした問題は、今後おそらく次のような方向に進むと思われる。ひとつは、医師の業務が急性期中心の医療（ある意味で、医師本来の業務）に特化されていき、高齢者ケアについては、スウェーデンやイギリスで進んでいるように、

（a）　高齢者のメディカル・ニーズに関する部分──→看護職が中心に対応

（b）　高齢者のソーシャル・ニーズに関する部分──→福祉職（ソーシャルワーカー）が中心に対応

といった整理がなされていく、ということである。

ここでのポイントは、高齢者医療における医師の役割が背景的なものになり、看護婦の裁量や活動の自由度が高まるという点である。つまり医師との関係が整理され、看護職の自由度が高まることを通じて、看護

職と福祉職（介護職）との関係もより明瞭なものとなっていく。

いいかえれば、現在の日本における「看護・介護」の役割分担の不明確性やトラブルの大きな背景は、実は医師と看護職との役割関係が十分整理されておらず、端的にいえば、医師に対する看護職の独立性や裁量権が十分確立していない点にある、と考えられるのである［この点について詳しくは本書の第V章および拙著『ケアを問いなおす』参照］。

越境するケアへ

以上は高齢者ケアの現実的な場面にそくしたひとつの方向であるが、より根本的な考え方として重要なのは次のような点と思われる。

すなわち、第一に、これからの「ケア」にかかわる対応においては、異なる分野（医療と福祉、心理等々）がクロスオーバーしていくことは避けられない、というよりむしろそれが望ましいことであり（「重複」よりもむしろ「すき間」ができてしまうほうが問題である）、それぞれの分野が同一平面上で互いにまったく重なり合わないように〝境界線引き〟をおこなうといったことは本来不可能であり、望ましくもないということである。

第二に、そのうえで重要なのは、たとえば先の**図表I・6**に示しているようなケアの「全体的な見取り図」を視野に収めたうえで、各々の職種が「自分が基本的な『拠点』とする分野（モデル）をはっきりともち、そのうえで、その分野に狭く閉じこもるのではなく、他のモデルを貪欲に取り込み、積極的に〝越境〟していく」ということだと思われる。それぞれがそうした〝越境〟をおこなっていくと、当然業務の重なり合いが一部に生じるが、いま述べたようにそこでの子細な線引きにこだわるのは不毛であり、それぞれの職種の独自性やアイデンティティは、むしろ各々が拠点とするモデルの独自性によって（看護職なら医療モデルないし看護モデル、福祉職なら生活モデルというように）確認されるべきなのである。

以上の記述のなかで〝**越境**〟ということばを何度か用いたが、筆者は、かりに「ケア学」という分野が存在しうるとした場合、それは必然的に「マージナル marginal」な科学ないし学問にならざるをえない、と考えている。「マージナル」とは「境界的」であるということであり、それはすなわち「越境的」、つまり境界を突破していくということである。

ケアにあたっては、狭い分野や特定のモデルに閉じこもるのではなく、広くさまざまな領域を見わたし、それらを積極的にとり込み、また必要な調整、コーディネートをおこなっていくことが必要になる。それは対象とする人間自体がさまざまなニーズをもつ存在であり、ひとつの全体だからである。

II　サイエンスとしての医療とケアとしての医療

医療モデルの意義と限界

本章では、ケアにおいてひとつの大きな柱をなす「医療モデル」を取り上げる。あらためていうまでもなく、医療という営みは、一方において近代科学・医学を背景とする「サイエンス(科学)」としての側面をもち、同時に他方において、そうした側面に尽きない「ケア」としての側面をもつ分野である。したがって、医療について考えていく場合には、ケアという視点を踏まえたうえで、医療技術というものについての掘り下げた考察、とりわけ「そもそも科学とは何か」という点に関する問いかけや理解がきわめて重要になってくる。

そこで本章では、まず医療をめぐる現代的な課題をいくつかの論点にそくして投げかけ、つづいて「病いのエコロジー」という視点を中心に医学そして科学の意味を少し新しい角度から明らかにし、あわせて医療システムや政策に関して求められる対応について考えてみたい。

1 複雑系・EBM・標準化

複雑系としての医療

最初に、議論の手がかりとして「情報」という切り口から入ってみよう。インフォームドコンセント、カルテの情報開示など、現在ではさまざまな場面で論じられている話題である。

こうした医療と情報ということを考えるとき、まず指摘したいのは、「複雑系としての医療」という点である。医療における情報化とか、医療情報の開示等というと、医療という分野において、何かすでに確固たる内容の「情報」があり、それを開示したり流通させたりする、というニュアンスがある。また、インフォームドコンセントということが言われる場合でも、医師の側が、患者の病気の診断や予後、あるいは妥当な治療法等についてすでに確固とした「情報」をもっていて、それを患者に伝える、あるいは告知する、という印象がある。

しかしながら、こうした「情報」観は、感染症にかぎっての議論なら格別、医療という分野においては大きく修正されるべきものではなかろうか。なぜなら、ほとんどの慢性疾患の場合、最適の治療法はもちろんのこと、予後や、ひいては診断自体が、きわめて不確実なものであることが一般的であり、そうした場合、

「情報」そのものがきわめて不安定で流動的な要素をもっているからである（実は、こうした現代医療の状況を踏まえたうえで、それに「統計的・確率論的」な手法をもって対応しようとするのが、最近ではほとんど医療界のキーワードともなりつつある「ＥＢＭ（evidence-based medicine　根拠にもとづく医療）」、すなわち臨床疫学という方法論であるが、これについては後にあらためてふれたい）。

ごく身近な例でいえば、私は大学で社会保障や医療政策について講義やゼミを担当している関係上、学生たちに、自分や家族などに関して身近に経験した医療についてのレポートを書いてもらうことがときどきあるが、診断の内容や、特にがんなどの場合には余命期間に関する告知内容等が、診療を受けた医師ごとに〝ころころと〟変わってそれ自体に振り回され憔悴した、という話を非常にしばしば耳にする。まさに「情報」そのものが不確実、不確定、不安定なのが医療という分野の特徴なのである。

◆「医療の不確実性」が大前提

誤解のないようここで付け加えると、筆者はこのように述べることで、個々の医師の診断等の不安定性それ自体を非難しようとしているのではないし、ましてや医学がなお確固たる診断・治療に到達していない、〝立ち遅れた〟分野であると論じているのではない。そうではなく、それは医療ないし医学という分野が、「生命」という、この世界の存在物のなかでもっとも「複雑な」現象を対象とする分野である以上、必然的にそうならざるをえない、ということをここでは確認したい。

最近では、さまざまな分野で「複雑系」、つまり近代科学が得意とするような線形的な因果関係によって律せられるのではない複雑な現象についての研究や新たな方法論の模索がおこなわれているが、医療とはまさに「複雑系」の典型としての分野であるといえるだろう。やや象徴的な言い方をすれば、「人間の身体は、地球環境よりもはるかに〝複雑〟な存在」である。医療における「情報」というテーマを考える際には、こうした複雑系としての医療の性格、あるいは医療における情報の不確実性ということをまず出発点において確認しておくことが重要ではなかろうか。

また、次の点は特に強調しておきたい。それは、このこと（医療の不確実性）をしっかりと認識することで、現実的な場面でも、医療におけるパターナリズム的な構造（〝医師がすべてを把握している〟というような前提）や、医療が独特の「ブラックボックス」性を帯びていることに由来する強い権威主義的傾向から脱却していくひとつの可能性が開けてくる、ということである。

医療の「標準化」とEBM

◆なぜ標準化がいわれるか

次に、以上述べたこと（複雑系としての医療、医療情報の不確実性）と緊密に関係する論点として、「医療の標準化」ということについて考えてみたい。

最近の医療分野においては、筆者が専門とする医療政策・医療経済の視点も含めて、この「医療の標準化」ということが大きなテーマになっている。くわしくは後段で述べるが、要は同じような疾患ないし重症度の患者であれば、同じような診断そして治療がおこなわれるように、医療の中身を「標準化」していこう、という動きである。

こうしたことが強くいわれるようになった背景は主に二つある。

第一は経済的なもので、特に医療の効率化ということが大きな関心となっている。たとえばレセプト（診療報酬請求明細書）のデータを分析すると顕著なこととして、同じような疾患に対する診療行為、たとえば投薬の量や内容が、日本国内の地域によって大きく異なり、バラツいている、という事実がある（一般的には、医療費の〝西高東低〟という傾向がよく指摘される）。こうした事実を素朴に受け止めれば、医療行為が一部においてかなり恣意的におこなわれているのではないか、医療において一定の過剰な部分（それが出来高払いの保険点数からくる経済的な動機によるものか、それ以外の要因によるものかは別として）が存在するのではないか、と考えるのは不合理なことではない。そこで、医療をもっと「標準化」すべきではないか、という議論が起こることになる。

標準化のもうひとつの、より本質的な背景は、医療あるいは医学内部からのものである。

医療が客観的な「科学」であるとするならば、同様の疾患や病態の患者に対しては、医師が異なっても当然同じ診断がなされ、同様の治療法がおこなわれる、というのが本来の望ましい姿であるだろう。しかし、一九七〇年代後半から、特にアメリカを中心に「医療技術評価 medical technology assessment」と呼ばれるさまざまな研究が活発におこなわれるようになり、同様の疾患に対する診療行為の内容が大きくバラツいていたり、あるいはある時期には非常に活発におこなわれた療法が、明確な理由もなく急速におこなわれなくなったり、あるいは習慣的におこなわれている医療行為の効果をあらためて検証してみると実は何の効果もないことが明らかにされる、といった研究結果が多く出されるようになった。医療の標準化あるいは医療行為の客観性ということに疑問符をつけるような事実がさまざまなかたちで示されるようになったのである。

こうしたことは、別の角度から見れば、「決定的療法」ないし「根治技術」の開発ということと実は関係している。感染症の場合にはこれがすでに明瞭なかたちで起こっていて、たとえばかつては不治の病であった結核については、ペニシリン、ストレプトマイシンといった抗生物質が発見・開発され、これらが結核に対する「決定的療法」として浸透、定着していった。このように、決定的療法ないし根治技術と呼べるものが開発されれば、技術はおのずとその方向へと「標準化」されていくものなのである。

◆「根治療法」への疑問がEBMの道をひらく

現在の医療は、特に慢性疾患について見れば、そうした標準化や根治療法の開発ということからなお遠い段階にある。この場合、可能な対応としては二つの道が考えられる。第一は、ともかくそうした根治技術ないし決定的療法の開発を目指して、基礎研究を含む医学・生命科学研究を進め、成果を上げていくことである。多くの研究者がとっているのはこの道である。

しかし、ここで次のような根本的な疑問が提起されうる。それは、ストレスといった心理的な要因も含めて、無数の、といってよい複雑な要因が絡みあって、その結果として生じる慢性疾患（最近のことばでいえば、「生活習慣病」）について、そうした単純な意味での「根治技術」が果たして原理的に可能なのか、という疑問である。少なくとも、先ほどの結核に対する抗生物質、その他の感染症に対する各種ワクチン投与、といった、「原因物質の除去ないし遮断→治癒」という単純な〝線形的〟因果関係にもとづく治療は困難であろう。

実は、ここで第二の道として浮上するのが先にもふれたEBMの方法論である。

すなわち、EBMのベースにあるのは「臨床疫学」と呼ばれる方法論であり、これは上記のような意味での根治療法の開発を直接に目指すものではない。むしろ、「疫学」という名が示すとおり、（病気の「実体」的原因ではなく）いわば「現象」面から出発し、さまざまな症状に対し、どのような医療行為をおこなった場合に、どのような成果ないし予後が得られたかを、まずは膨大なデータとして集約する。そうしたデータをもとに、統計学的な手法を使って、単純にいえば「こうした属性の患者の、こうした症状に対してこうした療法をおこなえば、こうした予後が○○％の確率で生じる」といったフォーミュラを蓄積していくのである。

これは、「病気の実体的な原因と発症メカニズムを明らかにし、根治療法を目指す」という伝統的な医学研究のパターンからすれば、そうした根治技術の断念から出発している、とも映る方法論かもしれない。しかしそれはむしろ、先ほど述べたような慢性疾患時代の医療、そしてまた「複雑系としての医療」という認識に、かえって適合した医学の方法論という側面をもっているのである。

なお、こうしたEBMの研究を通じてつくられるものに、さまざまな疾患についての「診療ガイドライン practice guidelines」がある。これは疾患ごとのスタンダードな治療法を示すものであり、まさにひとつの「標準化」の試みであるが、もちろんEBMが先に述べたような性格のものである以上、それは単純な「マニュアル」というものとは異なっている。そして、こうした試みがもたらす大きな意義として、それが患者あるいは消費者にとって医療をより「透明」なものとし、かつ、慢性疾患の場合にとりわけ重要となる「患者の治療過程への参加」を可能とするベースとなる、ということを確認しておきたい。

医療における「モダン」と「ポストモダン」

◆「標準化」と「個別化」の流れが交錯する現代医療

さて、以上のような点を踏まえたうえで、話題をあらためて「標準化」そのものに戻そう。ここで問題としたいのは、「医療におけるモダンとポストモダン」という、ある意味で現代の医療を考えるうえでのきわめて重要な視点である。

実のところ「標準化」とは、端的にいえば「近代（モダン）」を象徴する発想ないしコンセプトである。もっと正確にいえば、「近代工業技術」を象徴する、といってもよいだろう。つまり、標準化とは言い換えれば「規格化」ということであり、ＪＩＳ（日本工業規格）などに言及するまでもなく、大量の、まったく同質な工業製品を大規模に生産する、というところにその本来の意味があるコンセプトである。さらにこの標準化という概念は、不良な製品をできるだけ出さないようにする、という「品質管理 quality control」という考え方ともつながってくるものである。

だから、現在医療という分野において「標準化」ということが活発に論じられるようになっているというのは、ひとつの側面としては、医療という、これまで医師の権威主義、閉鎖性、パターナリズム等々といった、きわめて「プレモダン（前近代）」的な要素におおわれていた領域に、ようやく「モダン」の波が及んできた、という面をもっている。さまざまな局面があるにしても、このこと自体は積極的に評価されるべき方向と筆者は考えている。

ところが、現代という時代は、あえて「ポストモダン」といわずとも、標準化、画一性、規格化等々といった方向に対して、たとえば本書の主題である「ケア」を含め、むしろ「個別性」や「多様性」、「一回性」といったことこそがより大きな価値をもつ時代になりつつある。また、ある意味で医療という分野はもともと、福祉、教育、心理といった分野と並んで、患者一人ひとりの「個別性」ということがきわめて重要な意味をもつ分野である。

このように、現在の医療においては、この「モダン」という流れと「ポストモダン」という流れが、きわめて交錯したかたちで同時に流れ込んでいる。私は、現代医療のきわめて多くの課題が、実はこのテーマと深く関係していると考えている。そしておそらくこのことは、医師の権威や医療の閉鎖性（といった「前近代的」な医療の側面）がとりわけ強く続いていた日本において、特に困難な問題を引き起こしているように思える。

ではこの問題に対して私たちはどのようなスタンスで臨むべきなのか。

方向はある意味では明確であって、まず上記のような「標準化」の試みは今後さらに進めていくべきである。それは、これまで「ブラックボックス」として、また〝不可知ゆえの権威〟と結びついて閉鎖的な領域としてあった医療を、公共的な評価や品質管理の対象としていく、という方向と重なっている。そのかぎりではこれらは「モダン」の局面に関するものである。

しかしそこでいう標準化は、しばしば医療技術評価や先にふれた「診療ガイドライン」などの試みが「料理本的医療 cookbook medicine」と揶揄されるときの、その誤解にあるように、医療において単純な（マクドナルド的な?）「マニュアル」をつくる、というものではない。先ほども述べたように、それは医療の不確実性や確率論的性格、あるいはケアの個別性というものを十分に視野に入れたものであるはずなのである。

以上、「複雑系としての医療」という視点から始めて、医療の標準化、医療におけるモダンとポストモダンという論点に及び、そのなかで「決定的療法」をめぐる問題やEBMの意味といった点にもふれた。次節では、医療技術そのものの意味について、それを「病いのエコロジー」という少し新しい視点にそくしてさらに考えてみよう。

2 病いのエコロジー

バイオメディカル・モデルの発想

◆「治療とは特定病因の除去」という考え

基本的な理解のしかたとして、医療技術についての「バイオメディカル・モデル biomedical model」と「エコロジカル・モデル ecological model」という二つの考え方をまず確認しておこう。

バイオメディカル・モデルとは、要するに医療ないし病気についての「要素還元主義」的な見方であり、実質的には、一九世紀において「特定病因論」というかたちで医学研究の基礎となった考え方である。特定病因論とは、ひとつの病気にはひとつの実体的な病因ないし原因物質があるとする考え方で、そうした病因が、因果的な連鎖を経てひとつの病気として発現する、という発想をとる。こうした背景には、同じ世紀における細胞説の成立・浸透が基盤としてあったし、またより医療にそくした場面ではドイツの医学者ウィルヒョウの細胞病理学などがそうした見方の基礎づけを与えた。

想像されるように、こうした病気についての考え方は当時の主要な病気であった感染症への対応において絶大な威力を発揮するに至る。コッホの細菌説に見られるように、感染症の原因はまさに「特定病因」としての細菌であるとされ、それを除去することがすなわち病気の治療である、という考え方が定着していったのである。具体的には、この時代においてはそれが（免疫のメカニズムの原初的な理解と結びついて）ワクチン投与を通じた感染症の予防、という形で多大な成果を上げていくことになった。

◆「最年少の科学」

この点については、次のような科学史的な補足も付け加えておきたい。それは、実はこうした「特定病因論」ないし要素還元主義的な見方は、医学にかぎらず文字どおり「（西欧）近代科学」全体を特徴づける発想の枠組みであり、逆にいえば、一七世紀から一八世紀にかけて、物理学や、やがては化学という、近代科学のいわば〝先行分野〟においてすでに実現していた見方が、一歩遅れるかたちで医学ないし生物学の分野に浸透してきたものである、という点である。それは、前節ですでに述べているように、決して医学が〝遅れて〟いたからではなく、むしろ生命現象という、天体の運行や物体の運動などよりもはるかに「複雑」な現象にまで、いよいよ近代科学の、つまり要素還元主義の方法論が進出してきたという、ある意味で必然的な流れであったと理解できるのである（ちなみにアメリカの医学者のルイス・トマスは、医学のことを〝最年少の科学 the youngest science〟と呼んでいるが、至言であろう）。

ここで少々脱線するが、この一九世紀という時代は医学史ないし科学史の視点から見て非常に興味深い時代といえると思われる。現実的な医療の場面では、いわゆる「外科革命」と呼ばれる現象が進展し、つまり麻酔術や消毒術が確立されて外科手術が広くおこなわれるようになり――実はこうした麻酔や消毒といったこと自体、先の特定病因論的な考えがその基盤として働いていた、ともいえる――、これにともなって「病院医療」というものが実質的に成立するに至る（それまでの西欧の病院＝ホスピタルは、医療というより、むしろ貧者のための福祉施設であった)。

また、それ以上に興味深いのは、生物学の世界でダーウィンの進化論が登場し、いま述べている「特定病因論=要素還元主義=バイオメディカル・モデル」のラインとはまったく異質の生命観、自然観が成立することである。しかしこれはあくまで理論的な次元にとどまっていて、医学の臨床に直接の影響を与えたわけではなかった(この点に関し、ダーウィンの進化論が生命理解の基礎理論として同時代の医師によって真摯に受け止められることがなかったという事実は、医学史におけるミステリーの一つである、との指摘がある。[Wenda R. Trevathan et al (eds), *Evolutionary Medicine*, Oxford UP, 1999.])。

ところが、後に述べるように、現在ではまさに「進化論的医学」という領域が台頭してきている。ちょうど、近代科学の要素還元主義が、相当なタイムラグを経て医療の臨床現場に(特定病因論のようなかたちで)実質化するように、進化論という理論枠組みが一〇〇年前後の後に医療の臨床に到達しようとしている、ということなのだろうか。

バイオメディカル・モデルの黄金時代――感染症そして慢性疾患時代

話をもとに戻そう。以上のようにして、一九世紀において、要素還元主義的な見方をとる特定病因論のような考えが医学の基礎となっていた。これが本節の冒頭から述べている「バイオメディカル・モデル」ということである。

やがて今世紀に入り、バイオメディカル・モデルは飛躍的な展開を遂げて完全に医学・生命科学研究のメインストリームとなっていく(実は、一九世紀にはなお「公衆衛生」的な視点が医療界において拮抗的なパラダイムとして存在していた)。特筆すべきは次の二段階であろう。

第一は一九三〇年代から四〇年代にかけての、サルファ剤から抗生物質の開発に至る流れである。このことの意義は、これによって感染症に対する(ワクチンなどの)たんに「予防」にとどまらない、「治療」技術が確立したことである。しかもこれは完全に感染症の発症メカニズムを理解したうえでそれを「根治」するという、本章第1節でふれたまさに根治技術ないし決定的療法の開発であった(やがてそれが厳密な意味での根治技術ではないことがわかるのは、つまり「細菌と抗生物質(つまり細菌と人間)」のエンドレスな戦いが認識されるに至るのはなお時代を下ってからのことである)。いずれにしても、感染症に関しては、この時代に医学はほぼ決定的療法といえるものを手にしたのである。

やがて時代は慢性疾患時代あるいは「生活習慣病」時代に入っていく(ちなみに、日本において死因の第一位が結核から脳卒中に取って代わられたのは一九五一年のこと)。そして同じこの時代に、二重らせんの発見(一九五三年)に象徴されるように、医学はいよいよ分子生物学の時代に入っていく。これはほかでもなく、物理学的方法論の医学ないし生物学への応用である。実際、初期の分子生物学者の多くが物理学者であったことは、多くのエピソードとともに語られる話題である。

この後はもはやここで述べる必要もない流れであり、分子生物学や遺伝子研究とともに、医学・生命科学研究のなかに「バイオメディカル・モデル」が完全に浸透していったのが戦後から今日までの時代であった(あえて時代を区分すれば、分子生物学的な研究がなおラボラトリーの、つまり基礎研究の段階にとどまっていたのがおおむね一九七〇年代までであり、八〇年代以降は分子生物学的研究あるいは遺伝子研究がいよいよヒトを対象とする臨床段階に入っていった)。

そして、はたして慢性疾患の治療に、こうした遺伝子研究に代表されるバイオメディカル・モデルが完全に有効なのか、という疑問符が、分野や立場によって違いはあれ、かすかに、あるいは一部の間では大きく、提起されはじめているのが現在という時代だと思われる。

対抗文化としてのエコロジカル・モデル

さて、ここで少し距離をおいて全体の状況を眺めてみよう。先に一九世紀には「公衆衛生的な」見方が一定の力をもっていたと述べた。こうした見方は、病気の原因物質の発見やそれに対抗する物質の発見もさることながら、むしろ「生活環境」の全体に目を向け、都市の衛生環境や場合によっては社会的な貧困問題、あるいは都市生活にともなうストレスなど、さまざまな環境要因がトータルに複合して病気を生み出す、というとらえ方をし、いわばより「マクロ」的な視点を重視する。こうした見方は、バイオメディカル・モデルが全盛となった二〇世紀、特に第二次大戦後の時代には、消えてしまったのだろうか。

必ずしもそうではない。バイオメディカル・モデルが全盛と見える戦後の時代においても、以上述べたような環境全体を視野に入れた病気観——ここでいう「エコロジカル・モデル」——的な発想の主張をする論者が常に存在した。しかしそれらは決して医学・生命科学研究のメインストリームには到底ならなかったのである。

そうしたいくつかの例をあげてみよう。

そもそもエコロジカル・モデルとは、「病気というものを、環境に対する個体の不適応の問題としてとらえる」という見方である。こうした見解は、たとえばルネ・デュボスというフランス出身の著名な細菌学者が一九五九年に書き、日本でも相当話題になった『健康という幻想 *Mirage of Health*』という本のなかで十分に論じられている。病気を個体と環境の相互作用のなかでとらえるという視点を提示したものである（余談であるが、細菌学や免疫学の研究者にこうした見解をもつ人が比較的多くいるように思われる）。

さらに、マクファーレン・バーネットという、免疫学の分野で一九六〇年にノーベル賞を受賞した学者が、一九七一年に『遺伝子、夢、現実 *Genes, Dreams and Realities*』という本を出している。このなかで彼は、感染症や栄養不良、外傷など、原因が「外部」にある病気については医学・生命科学は多大な貢献をおこなってきたが、内因性の病気（または今日いうところの生活習慣病）については、分子生物学あるいは遺伝子研究の予想される展開を視野に入れたうえでなお、そうした研究が病気の治療や予防に貢献することはほとんどないだろうとし、今後はむしろ病気を引き起こす環境についての生態学的な（エコロジカルな）研究や社会的な研究が重要な意味をもつことになるだろうと論じている。

また、これは比較的よく知られた例であるが、トマス・マッキューンというイギリスの歴史学者が、結核による死亡率の低下は、ふつう思われているように抗生物質の開発によってなされたのではなく、実は抗生物質が開発されるかなり前から、むしろ（経済の発展にともなう）生活環境や都市の衛生環境の改善によって既に大幅に減っていた、という統計を駆使した研究を発表し〔『医学の役割 *Role of Medicine*』一九七九年。後には『病気の起源 *The Origins of Human Disease*』一九八八年〕、病気の治療における医学の役割について多くの議論を呼び起こした、といったことがあった。

しかしながら、全体として眺めると、ルネ・デュボスのころ以降から、時代は先述のように圧倒的に「バイオメディカル・モデル」の時代、つまり分子生物学そして遺伝子研究全盛の時代となっていったわけで、これらのエコロジカル・モデル的な考えは、一定の関心は引き起こすものの、それ以上の実質的な発展や継承はあまりなく、医学・生命科学研究それ自体のメイン・ストリームからすると、一種の「サブカルチャー」的なものとなっていった、といえるのである。

バイオメディカル・モデルとエコロジカル・モデルの接近――ポストモダン・サイエンスの姿？

ところが、最近に至ってこうしたエコロジカル・モデルのような考え方が、新しい意味をもって再浮上している。言い換えると、これまで〝水と油〟のような関係で、互いに相手を無視ないし非難していた両者のモデルがむしろ接近しつつある、といえる状況が生まれているように思えるのである。

そうした方向の芽は、ひとつにはバイオメディカル・モデル内部から起こっているように見える。その先導役のひとつは、やはり免疫学の領域である。もともと免疫学は、免疫そのものが個体全体のシステムにかかわるものであるため、一方で徹底的にミクロ的な研究の側面をもちながらも、個体の「全体性」や「個体と環境の相互作用」といったことに対する関心を潜在的にもっている分野であったといえよう（先のバーネットなどもその例）。それが、特にたとえば「ストレスと免疫」の研究に象徴されるように、しだいにストレスといった「心理的」要因と免疫機構の関係が注目され、研究が蓄積されるようになっていった。たとえば、配偶者を失ってしばらくのあいだの残された者の免疫細胞の数や活性状態を分析してみると、通常の者に比べて免疫機能が低下していることが定量的なデータとして示される、といった類の研究である。

一方、免疫機能のあり方は、感染症はもちろんのこと、がんの進行その他さまざまな慢性疾患の経過に大きな影響を及ぼす。このようにして、少なくとも心理的要因と「身体的な」病態とは深く関連した、連続的な現象であることが認識されるようになる。そうすると、ここでの「心理的要因」は、家族関係であるとか、場合によっては経済面まで含めた社会生活、あるいは環境といった要素と当然無関係ではないから、このように考えていくと、病気の発生とは決して（特定病因論のような）線形的なものではなく、無数の要因——そのなかには、身体的な要因、遺伝的な要因もあれば、心理的な要因、ひいては社会的な要因も含まれる——が複雑に絡みあったその結果として生じるものである、という理解に至らざるをえない。

いま、いみじくも「複雑な」という表現を使ったが、読者はすでにお気づきのとおり、これはまさに「複雑系」的な、つまり線形的な因果関係のもとに病気をとらえるのとは異なる病気観であり、医療観なのである。このように病気を理解すると、それに対する「治療」ということについても、たとえば心理的なサポートといったことが、たんなる慰みというにとどまらず、身体的な病気の治癒そのものに深く影響する本質的な要因である、との理解に到達する（後で述べるように、こうしたサポートに対する診療報酬上の評価は日本においてきわめて低い）。

しかも重要なことに、このような理解の下では、病気というものは「個体」あるいは「身体」のなかに完結したものではなくて、周囲の生活環境や家族関係、社会環境といったものに対して「開いた」存在ということになるから、そこからおのずと「エコロジカル・モデル」との接点が生じてくるのである。

◆ポストモダンサイエンスは「常識」に帰る？

以上は主として免疫の話にそくして述べたが、最近では、個体にとっての重要なシステムである脳神経系、免疫系、内分泌系の三者が、それぞれ独立したものではなく、相互に深く影響を及ぼしあい関係しあっていることについての研究が進んでいる。つきはなして見ると、こうしたことは、実のところこれまでの伝統的な医学や常識が素朴なかたちではあれもっていた「知恵」の一部をなすものであり、ある意味では「古人の知恵を、分析的な手法によって明らかにしている」試みなのだ、という側面をもっている。

再び脱線するが、考えてみると、「人間は月に行くことができる」、「生物は実はすべて機械である」、「宇宙のすべての現象は予測できる」等々の主張に見られるように、モダン・サイエンス（近代科学）は基本的に〝常識破壊的〟であった。これに対して、やや標語的にいうと、〝ポストモダンサイエンスは常識（古人の知恵）の証明に向かう〟とでもいった側面が確かに存在している。つまり「病は気から」、「自然の力をあなどってはいけない」等々……。

近代という大きな迂回期をへて、もちろんそこでの大きな成果も踏まえたうえで、人間は再び古人の知恵に帰ろうとしているのだろうか。

「進化論的医学」

◆現代の病い――文化の変化に遺伝子が追いつかない

話を戻すと、以上のように、いわばバイオメディカル・モデルの側からエコロジカル・モデル的な方向への流れがあるのと同時に、エコロジカル・モデルからの新たな接近の動きも存在する。そのように性格づけてよいかは若干問題もあろうが、そうしたひとつに、先にも少しふれた近年における「進化論的医学 evolutionary medicine」の動きがある。進化論的医学とは、エコロジカル・モデルのところで述べたように、環境に対する個体の適応 adaptation の問題として病気をとらえる、という見方である。これには個体のレベルもあれば、人類全体の進化の問題もあるだろう。

やや筆者の関心に引きつけて述べると、ここでキーコンセプトとなるのは「遺伝子と文化」という枠組みであろうと思われる。

つまり、人間の遺伝子というのは、数万年前のクロマニヨン人のころから、遺伝子としてはほとんど変わっていないという事実がある。すなわち、人間の身体のメカニズムや行動特性は、狩猟か、せいぜい農耕を始めたころの生活に適応するものとしてできている。ところが、他の動物と異なり人間は「文化」というものをもち、生活や自らをとりまく環境を急激に変化させていった。そして、この変化に人間の遺伝子つまり生物学的特性は追いついていない（なぜなら遺伝子の変化のスピードはせいぜい数千年といったオーダーで起こるものだから）。ひとことでいえば、こうした「遺伝子進化」と「文化的進化」のスピードのギャップが、さまざまな「現代の病い」となって現われている、というのがここでの基本理解である。

具体的には、まず慢性疾患は（生活習慣病の名のとおり）人間の文化がつくり出した新しい生活パターン（食生活を含む）やストレス等がつくり出すものであるし、MRSAなどといった、人間が開発した抗生物質に対抗して進化した細菌による新たな感染症も、同じような文脈でとらえられる。また、現在では医療費の大半を占めるに至っている高齢者の病気ないし障害も、人間が新しくつくり出した寿命の延長という状況に自らが追いついていない結果生じているものといえる（**図表Ⅱ・1**）。

もちろん、こういっただけでは理念にとどまりそれが直接に臨床的な意味をもつものではないかもしれないが、おそらく病気というものについての見方をこのように変えていくと、それは現実の治療法の選択や、あるいは予防、ひいては医療保険システムに根本的な改変を迫るものになっていくのではないかと思える。

ちなみに、こうした「エコロジカル・モデル」をめぐる点に関して、アメリカの研究者であるスティーブン・ジョセフ（元ミネソタ大学公衆衛生学部長）が次のような発言をしているのは興味深い。

すなわち彼は、「これからの数十年は、公衆衛生の第二の黄金時代に入っていくことになるだろう。最初の黄金時代は一九世紀の終わりであり、水の衛生、栄養、感染症の解明、ワクチンの開発等に代表されるも

図表II・1 「遺伝子と文化の対立」としての“現代の病い”

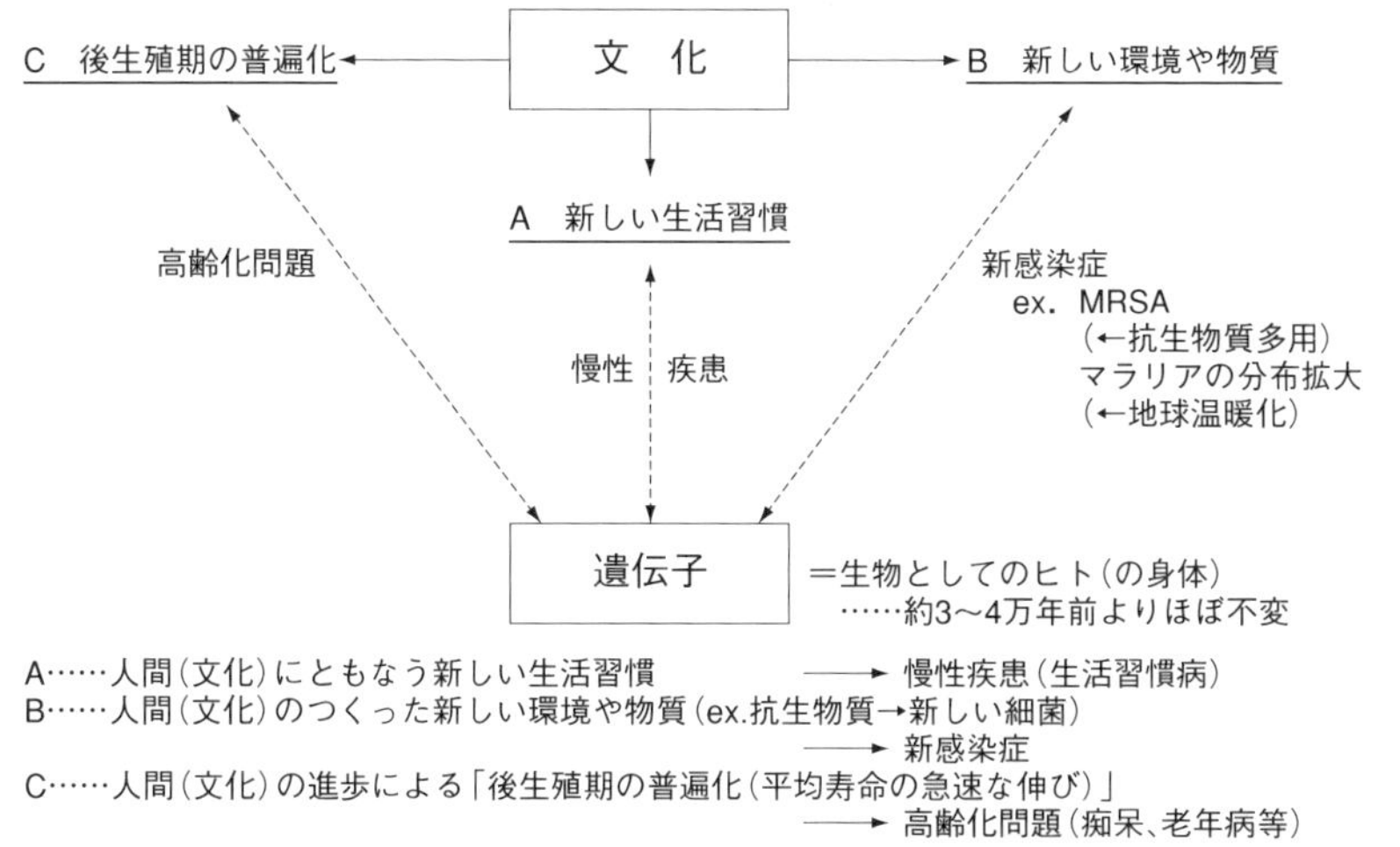

のだった。現代の新しい生物学や、情報革命、政策科学の発展、行動科学による人間の行動の解明は、公衆衛生を新たな方向に導いていくだろう。……そして、医学と公衆衛生とは、ひとつの環境科学 ecological science へと変容していくだろう」と述べている[“Medicine, Public Health, And Environment”, Issues in Science and Technology, fall, 1994. ……は中略。以下同]。まさに「バイオメディカル・モデルとエコロジカル・モデルの接近そして統合」ということである。

いずれにしても、こうした進化論的医学に関する研究や書物はここ数年急速に増えており、EBMなどとも深いレベルで合流して、もしかしたらこの一〇年くらいのあいだで医学研究や医療のパラダイムそのものに大きな変革をもたらす可能性を秘めているように私には思われる[比較的最近の文献として、Randolph M. Nesse and George C. Williams, *Why We Get Sick*, Vintage, 1994. Stephen C. Stearns (ed), *Evolution in Health and Disease*, Oxford UP. 1999. Wenda R. Trevathan et al (eds), *Evolutionary Medicine*, Oxford UP, 1999. など]。

◆「環境ホルモン」の意味すること

ところで、最近大きな話題となったいわゆる「環境ホルモン」をめぐる問題は、こうした文脈のなかで見てみると示唆に富む意味をもっているように思われる。

環境ホルモンとは、環境中に存在する（ダイオキシンといった）微量な物質が、直接に人間の内分泌系（とりわけ生殖ホルモン）に影響を及ぼす、というものである。つまり、人間の「個体」の外部の環境要因がストレートに個体の内部に影響を与えるわけで、こうなると個体の「内部」と「外部」という区分はほとんど無意味なものになってくる。これは、ある意味で皮肉にもまさにエコロジカル・モデル的な病気観に合致するものであり、また複雑系としての身体ないし病気という見方とも重なる現象といえる。

こうしたことを考えていくと、医療そのものに対する見方を大きく変えざるをえないようなさまざまな論点が派生する。まず第一に、この環境ホルモン問題それ自体が示唆しているように、個体の内部と外部という区別が連続化し、その結果、「医療」の問題と「環境」問題がクロスしていくことである。第二に、環境ホルモンがきわめて微量ながら大きな影響を及ぼすという特性を踏まえ、こうした病気についての見方を展開していくと、「リスク管理」というコンセプトが非常に重要なものとして浮上してくる。

つまり、現代人は、自らがつくった産業文明の生活環境それ自体のために、さまざまなリスクをもつ物質に囲まれて生活している。そして、それ自体としては「毒」とはいえないような物質が、相互に関係しあうなかで、また長期にわたって蓄積していくなかで、ある閾値を越えると時として多大な害悪を身体に与え病気を生む、ということが生じる。このように考えると、医療とはつまるところ「リスク管理」という営みにほかならない、ということになってくる。

ここまで来て、実は話は再びあのEBMに戻ってくるのである。なぜなら、先にもふれたように、EBMとは実は「臨床疫学」と呼ばれていた分野が最近になって新たな（そしてきわめて〝キャッチー〟な）呼び名を与えられたものにほかならず、そのベースにあるのはまさに「疫学」、つまり環境のなかのさまざまな要因とその身体への影響を、統計的・確率論的な手法で把握しようとする学問であるからである。つまり、環境における「リスク管理」という発想を、個体を対象とする「臨床」に適用したのが、文字どおり「臨床・疫学」としてのEBMなのである。このように考えると、実はEBMつまり「臨床疫学」そのものが、ここで論じている「バイオメディカル・モデルとエコロジカル・モデルの接近」のひとつの象徴といえることになる。

図表II・2　近代科学と医学(二つのモデルおよび臨床疫学)の展開

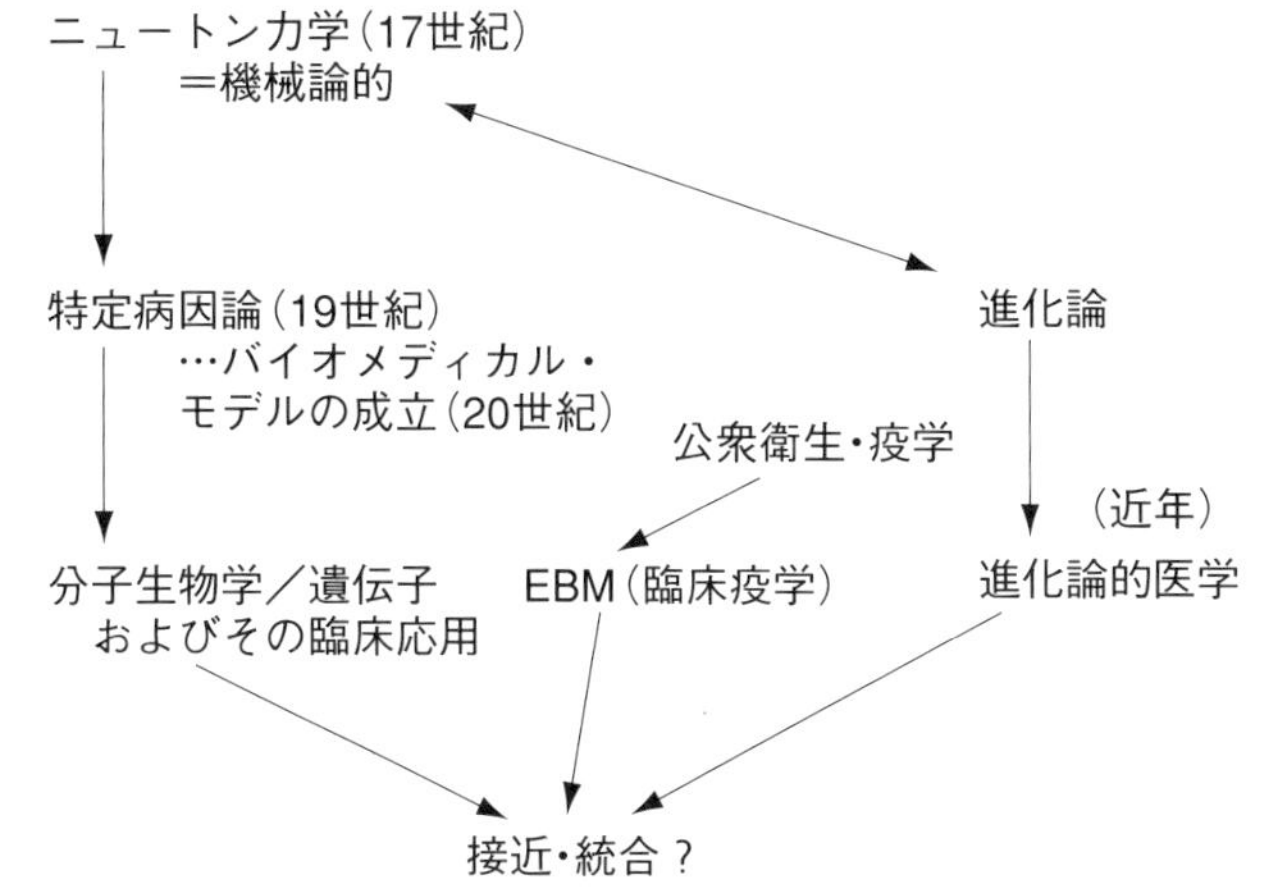

以上述べてきたようなことの全体を、つまり近代科学と医学、バイオメディカル・モデルとエコロジカル・モデル、進化論的医学、EBM（臨床疫学）等々

の相互の連関をごく大まかにまとめると図表II・2のようになろう。

◆「リスク管理としての医療」という発想へ

いずれにしても、こうした(エコロジカル・モデル的な)見方においては、「個体の内部と外部環境」、「病気の治療と予防」といった、従来二分法的に考えられていたものは統一的に把握されなおすことになる。そこでのキーコンセプトのひとつが上記の「リスク」ということになる。

科学史研究者の村上陽一郎氏は、「安全学」という分野横断的な新たな学問ないしパラダイムを提案されている。いうまでもなく、「リスク」と「安全」とは表裏の関係にある概念である。すなわち「リスクの管理」あるいはリスクに対する一定の防御(金融の分野でいえばリスク・ヘッジ)ができていることが「安全」ということである。それは「不確実性の制御」と言い換えてもよいものであろう。

ちなみに、やや議論を拡大することになるが、リスクには物質や自然にかかわるもののほか、貧困や交通事故といった社会的ないし経済的なものもある。そうした社会的なリスクに対応するものが「社会保障social security」であり、この場合のsecurityとは、第I章でもふれたように、いみじくも語源的に「ケア(心配、不安)がないこと」という意味であり、まさに「リスクに対する備えができていること」と重なっている。

いずれにしても、リスクとは確率論的な概念であり、「(情報の)不確実性」ということそのものである。こうしてここでの議論は「リスク」という概念を通じて「情報」の問題ともつながっていく。つまり、「エコロジカル・モデル-個体と環境の連続性-リスク-不確実性-情報-複雑系」という一連の課題群である。そしてこれからの医療は、予防という場面はもちろん、EBMの試みにも見られるように、診断や治療の場合の予後についても多くの不確実性におおわれた領域であることを、それ自体として認めざるをえなくなっていく。こうして、予防と治療を包括した「リスク管理としての医療」という発想がますます重要になっていくと考えられるのである。

医療システムの対応

◆「感染症・急性疾患モデル」からの脱脚を

最後に、これまで医療技術にそくしておこなった議論や、そこでの「病いのエコロジー」という視点を踏まえたうえで特に求められる医療政策上の対応についてふれておきたい。

端的にいえば、現在の日本の医療システムは、あらゆる側面において「感染症モデル（ないし急性疾患モデル）」に立っているといえる。かつ、非常に狭い意味でのバイオメディカル・モデルに立脚しているともいえるように思われる。

具体的には、第一に、病気の治療ということが、非常に単線的な、かつ狭い意味での身体的ないし医学的治療という観点にとらわれているため、**患者に対する心理的・社会的サポートに対する評価といったことが診療報酬上ほとんど考慮されていない**。これはケアという本書の主題との関連では特に大きな課題であり、特に診療報酬上の対応が求められる点である。

日本の診療報酬は、その原型が昭和三三年にできたもので、基本的に開業医の診療所がモデルとなっている。しかも、戦後日本の医療政策においては、医療費の配分においても、「大病院より中小病院、病院より開業医」という優先づけが一貫してとられた。その結果、日本の診療報酬は、

(a)「病院とりわけ入院部門」の評価がうすい
(b)「チーム医療」への評価という視点が弱い
(c)「高次医療」への評価がうすい
(d)「医療の質の評価」という視点が弱い

という構造的ともいえる特徴ないし問題をもっている。そして、こうした診療報酬の基本構造の結果、日本の病院の収支を部門別に見ると、「入院部門が大幅に赤字であり、それを投薬と検査の黒字で補塡する」という経営構造が顕著となっているのである〔くわしくは拙著『医療の経済学』、『医療保険改革の構想』参照〕。

診療報酬に関連してここで特に強調したいのは、日本の診療報酬においては、前述のように「患者に対する心理的・社会的なサポート」に対する評価がきわめて薄い、という点である。したがって、医療機関がたとえばソーシャルワーク部門を充実させたり、看護を含めて心理的なサポート体制を整備しようとするインセンティブはほとんどないといってよい。この背景には、疾病の治療において重要なのは非常に狭い意味での医学的・身体的介入であり、心理的なサポートといったことは、医療の「周辺」的な部分にすぎない、という認識が働いている。こうした疾病観や医療観それ自体が、本章で述べてきたように克服されていくべきであり、診療報酬も再編されていくべきなのである。

第二に、**医療保険のなかに予防給付がなく、また医療費の支払い方式においても予防へのインセンティブがまったく存在しない**(ちなみに、こうした点に関しては、イギリスなど英語圏において「新しい公衆衛生 new public health」という新しい動きが見られ、そこでは「予防」を医療政策の中心にすえる、という発想がとられるに至っている)。また、この点に関しては、〝個人レベルの治療〟に関する「医療保険」と、〝集団レベルの予防〟に関する「公衆衛生」の世界が完全にタテワリ的で両者の間に連携がないという点も指摘できる（付論参照）。

第三に、**医学・生命科学研究に対する体系的な支援政策が大きく欠如している。**

そもそも医学・生命科学研究ないしバイオメディカル・リサーチに対する医療費の配分が低いのも、日本の医療の大きな特徴である。たとえば、アメリカの場合は特に戦後、医学・生命科学の分野に重点的な投資をおこなうようになった。関連するデータを示すと、アメリカ連邦政府による基礎研究費の分野別割合（一九九四年度）は、医療が圧倒的に一位で基礎研究予算全体の四〇％を占めており、次いで一般科学二〇％、宇宙一〇％、国防九％、エネルギー七％、農業四％、環境三％、その他七％となっていて、医療のシェアの大きさが際立っている。

研究費の配分の仕組み自体が違っているので正確な比較は困難であるが、ＮＩＨ（国立衛生研究所）の予算が約一兆四〇〇〇億円（一九九八年度）で、それに対応する日本の数字は二千数百億円程度である。ＧＤＰの違いを考慮しても、かなり医学研究に対する投資の割合が低いということが言える。アメリカの場合、こうした生命科学分野が「二一世紀のリーディング・インダストリー」、つまり「情報」の次なる先端産業という形で位置づけられ積極的な投資がおこなわれている［くわしくは、広井良典・印南一路『アメリカにおける医学・生命科学研究開発政策と日本の課題』医療経済研究機構、一九九六年］。

これに対して日本の場合、医療政策は基本的に「医療保険中心」でおこなわれてきたので、端的に言えば「医療技術政策」というべき政策が、ほとんど意識的な形でおこなわれてこなかった。そうした研究の推進、あるいは技術の安全性のチェック、規制といったものは外国特にアメリカに委ね、それを輸入し、しかしその「普及」のための制度づくりは十分におこなう（まさに国民皆保険制度の整備）、という方向できたのが戦後日本の医療そして医療政策であった。そのために医療技術政策といったものが、ほぼ不在のまま今日に至っているのである。

したがって、医療技術政策の確立ということがこれからの大きな課題であるが、その場合、研究支援策の量的充実とともに、アメリカ的なバイオメディカル・モデルの追随のみならず、少なくとも部分的には、東洋医学や予防、高齢者ケアなどの領域を含めて「日本型モデル」と呼べるような医学・生命科学研究政策のあり方を考えていってよいのではないだろうか。ちなみに、ある意味で皮肉なことに、アメリカのＮＩＨは一九九四年に東洋医学などの非正統的医療に対する包括的な報告書（*Alternative Medicine : Expanding Medical Horizons*）を公表し、その後も組織体制を整備しているが、日本ではこうした対応はなお見られない。

これらはいずれも本章で「バイオメディカル・モデルとエコロジカル・モデルの接近・統合」と呼んできたような、医療や病気に対する基本的な見方にかかわるものである。さらに本章の冒頭からの議論を振り返ると、医療の不確実性、複雑系としての医療、医療の標準化、情報の非対称性の是正等といった、相互に関連し合う一連の課題が浮かび上がってくる。こうした新しい視座に立った医学・生命科学研究の姿と医療制度の改革が強く求められているのではなかろうか。

（付論）医療保険と公衆衛生の統合（インテグレーション）

先ほど、わが国の医療政策における「予防」の位置づけという点に関して、「医療保険」と「公衆衛生」の世界のタテワリ性ということを指摘した。このことは、特に生活習慣病時代ということを考えるととりわけ重要な問題であると考えられるので、こうした事態が生じる構造的な背景と対応のあるべき姿についてここで述べておきたい。

◆基本的な見取り図

全体的な展望を考える際の枠組みとして、**図表Ⅱ・3**をご覧いただきたい。

この図は、「予防―治療」および「個人―集団」という観点を基本的な座標軸として、医療政策ないしシステムとしての対応を整理したものである。

まず、第Ⅰ章で述べた健康転換における「感染症」の時代においては、いうまでもなくDの領域、つまり「集団」レベルでの「予防」ということを内容とする「公衆衛生」施策がもっとも重要な意味をもった。感染症の性格を考えれば当然のことであり、また日本の

図表Ⅱ・3　「治療」と「予防」をめぐる枠組み

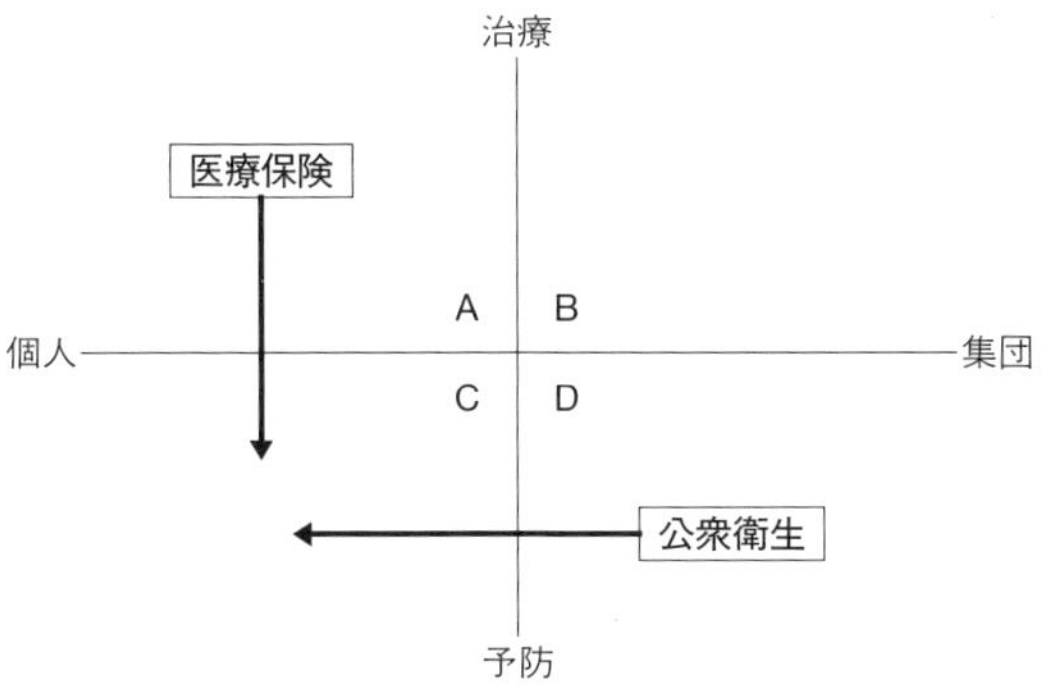

場合、戦後から昭和三〇年代にかけて、結核その他の感染症への対応として、保健所などを中心にこの領域は重点的に力が注がれ（予防接種の徹底等）、国際的にも高く評価される成果があげられた分野であった。

こうして疾病構造は慢性疾患＝生活習慣病時代へと入るが、こうした時代への対応として整備されたのは医療保険制度であり（一九六一年における国民皆保険実現）、しかもそれは、基本的に疾病の「治療」にかぎった内容のものであった。すなわち、病気の「個人」レベルでの「治療」ということを内容とする、図におけるAの領域に相当するものである。ちなみに、先の公衆衛生のDの領域が、（公共財の提供という性格もあって）「税」によってまかなわれたのに対し、Aの領域は「保険（財源としては保険料）」として対応された、という点にも留意いただきたい。

このようにして、わが国の医療制度は、DおよびAの領域を中心に整備されたが、このなかで、ある意味で非常に中途半端な位置づけしか与えられてこなかったのがCの領域、すなわち「個人」レベルの「予防」に関する分野であった。

◆医療保険と「予防」

いま、「中途半端な位置づけ」と述べたのは、次のような意味においてである。

一方で、医療保険は上記のように「治療」を中心とするものであるが、現行の健康保険制度においては、保険者（健保組合等）は、任意の「付加給付」として、独自にさまざまな予防事業をおこなうことができる（健康診断の実施や保健婦による保健指導など）。しかしこれはあくまで任意のものであり、かつその実施のための財源は各保険者は自前でまかなわなければならないから、現在のような医療保険財政が非常に逼迫している状況にあっては、よほど裕福な健保組合等でなければ積極的な予防活動の実施は困難である。

加えて、医療保険における医療機関への支払い方式は、「治療」行為に対する出来高払いが基本となっているため、少なくとも**医療機関ないし医師その他の医療関係者の側が「予防」活動に積極的に取り組む経済的なインセンティブは存在しない**（端的にいえば、「予防」が功を奏すればするほど医療機関の経営は苦しくなる、というのが現在の医療保険制度である）。要するに、現行の医療保険制度のなかでは、「予防」に対する積極的な取り組みが正面から位置づけられていないのである。

その基本的な理由は、そもそも現行の医療保険制度そのものが、〝予測不可能な、突発的なできごと〟への対応という、感染症や傷害を念頭においた伝統的な「保険事故」概念をもとに組み立てられており、生活習慣病に適応したものになっていないことにある。生活習慣病時代の医療保険制度は、予防的な活動を保険給付のなかに取り込んでいくこと、また、医療機関に対する支払い方式においても、予防に対するインセンティブが生まれる形態のもの（前払い定額方式など）とすること等が課題となる。

◆公衆衛生と「個人」

他方、Dの「公衆衛生」のサイドからの対応はどうか。

たしかに疾病構造が慢性疾患ないし生活習慣病へと変容するなかで、公衆衛生施策の体系のなかでも一定の新たな対応が図られた。母子保健制度の充実（母子に対する健康診査や指導）、学校保健法、市町村保健センターの設置（一九七八年〜）を通じた成人病対策、老人保健法による保健事業（ヘルス事業。一九八二年〜）等々である。健康増進にそくして見れば、一九七八年からの「第一次国民健康づくり対策」（健診など二次予防中心）、一九八八年からの「アクティブ80ヘルスプラン」（運動・栄養・休養の三要素を主体とする一次予防に重点）と一〇年おきに対応が図られ、現在では二一世紀を見据えた「健康日本21」の策定がおこなわれている。実は、「生活習慣病」という名称そのものが、この「健康日本21」策定に向けた検討のなかで新たに示されたものである。

これらのうち、特に老人保健法におけるヘルス事業などは、わが国独自の意義の大きい制度であろう。しかしながら全体としてながめるかぎり、これらの公衆衛生（Dの領域）ないしその発展形態としての「予防」対策は、概して各制度ごとにタテワリ的かつ部分的なものにとどまっており、国民のあいだでの認知度も低く、総合的な生活習慣病の「予防」対策としてはなお多くの課題を残すものである。また、特に強調しておきたい点であるが、そもそも日本の医療費の九五％以上は、「治療」を中心とする医療保険に使われており、いま述べたような予防施策は予算規模においてもきわめて小さいものにとどまっている。

さらに、より問題なのは次の点である。

すなわち、こうした公衆衛生の延長で（税を財源に）おこなわれてきた「予防」政策は、先に述べた医療保険サイドの「予防」事業とはまったく別の流れにおいておこなわれてきており（厚生省内の組織でいえば、それぞれ保健医療局および保険局の所管）、両者のあいだの実質的な連携はほぼ皆無の状況にあり、かつ、そもそも両者が相互にどういう関係にあるのかの整理もほとんどなされていない。言い換えれば、医療保険制度を中心とする「治療」と、保健事業などの「予防」とのあいだに有機的な連携がなされていないのが実情である。

◆今後の対応——医療保険と公衆衛生の統合（インテグレーション）

以上の記述から示されるように、生活習慣病への対応は、伝統的な（感染症時代に基礎がつくられた）医療保険および公衆衛生の枠組みだけでは対応が不十分なものである。すなわち、「（突発的な）保険事故」という発想を基礎にもつ医療保険においては、予防ないし病気のコントロール可能性ということが考慮されていないし、感染症への「集団」的対応から出発した公衆衛生においては、「個人」のライフスタイルにそくした対応が基本となる生活習慣病になお対処しきれていない。求められるのは、生活習慣病時代という新しい状況、とりわけ病気に対する「個人」レベルの「予防」の重要性という点に対応した枠組みであり、そのために必要なのは、これまで制度面でも研究の面でもタテワリ的であった**「医療保険と公衆衛生の統合（インテグレーション）」**ということではないだろうか。

ではそのような統合はどのようなかたちで果たしうるのか。再び先の**図表II・3**にそくして見ると、これからの医療政策、すなわち生活習慣病時代の医療政策は、「個人」と「予防」にかかわるCの領域——伝統的な医療保険（A）とも、公衆衛生（C）とも異なる領域——を中心にすえて全体の統合を図っていく、ということが基本になると思われる。ちなみに、「予防を医療政策の中心にすえる」という発想は、一九八〇年代後半、特に八六年の**WHO**の「オタワ憲章」以降、英米圏を中心に展開している「新しい公衆衛生 New Public Health」の動きにすでにみられるものである［西村淳「医療制度改革の中での健康増進とケア（上・下）」、『週刊社会保障』一九九八年六月一－八日号参照］。そして、このCの領域を中心としながら、次のような点に配慮しつつシステムの再編を図っていくことが重要となる。

（1）「治療と予防」を一貫させた体系であること
（2）（先に指摘した）一定の「経済的インセンティブ」の働きうるシステムであること
（3）医療保険および公衆衛生それぞれの「リソース（資源）」や知見の集積（保健婦、保健所や保健センター、健保組合や市町村国保の取り組み等々）を最大限活用することこのような視点で考えていくと、その延長線上に浮かび上がってくるのは、次のようなシステムの再編の方向である。

まず、(2)の点を考慮すると、現行の「保険」システムを基本にすえながら対応を考えていくのが、効率性の面からみてすぐれている。そして、(1)の点をあわせて考えると、「予防」給付を積極的に統合した新しいタイプの医療保険の姿を考えていくべきであろう。この場合、先に「保険事故」という概念にそくして述べたように、これは伝統的な「保険」の発想——予測不可能な事故への対応——を大きく変えるような性格のものである(ある意味で、アメリカにおけるHMO〔健康維持組織〕のもともとの発想に類似した面をもつことになる)。

さらに、「財源」面での医療保険と公衆衛生の統合ということを考え、また、いま述べた「医療保険への予防給付の積極的な取り込み」ということが現在の健保組合等にとっては財政的にきわめて困難であることをふまえると、次のような対応をおこなうことが重要であると考えられる。

それは、現行において公衆衛生施策の一環として保健事業等に使われている予算(財源は税)を再編し、その相当部分をむしろ健保組合や市町村(国保)等保険者の予防事業に(補助金として)充てる、という方向をとることである。このことによって、治療と予防の一貫したシステムということが可能となり、また「予防」ひいては医療費の節減に対する経済的なインセンティブも働くものと考えられる。なお、あわせて医療機関に対する支払い方式についても保険者の自由度を高め、治療と予防を包括した支払い方式(たとえば被保険者一人あたり年間いくらといった方式など)の採用を可能とすべきである。

いずれにせよ、こうした医療保険と公衆衛生のインテグレーションを図っていくことが新しい時代の課題であり、このことは別の側面からみれば、たとえば遺伝子技術の革新にともなって、(がんなどを含めた)

疾病の早期発見・予防ということが新しい意味をおびてきており、そうしたなかで「予防と治療」の境界線そのものが連続化している、という状況ともつながってくる。

疾病構造の変化、そして本章で述べてきた「バイオメディカル・モデルとエコロジカル・モデルの接近・統合」という医学・生命科学のこれからの方向に呼応するかたちで医療システムの改革をおこなうことが求められているのである。

III　老人・子ども・ケア

生活モデルの新たな展開

高齢化社会に関する議論や話題が日常的なものになって久しい。しかしながらその大部分は、高齢化で年金財政がパンクするとか、労働力人口の減少や社会保障負担の増大によって日本経済が失速する、等々といった、ネガティブなものとなっている。けれども虚心に考えてみた場合、「多くの人々が長生きできるようになった」社会というものが、そう悲観的な社会であるはずがない。いま求められているのは、個別の制度論のもっと根底にある、「高齢化社会とは、そもそも人間にとってどのような意味をもち、どのようなビジョンのもとに描きうる社会なのか」という、高齢化社会についての原点に立ち返った構想ではないだろうか。

一方、介護保険の創設等を通じて高齢者介護サービスの基盤が徐々に整備されていくなか、身体介護にとどまらない、メンタルな側面も含めたより幅広い高齢者ケアや生活モデルの姿が求められるようになっている。この場合、従来のように高齢者のみを他から切り離して考えるのではなく、また、高齢者をたんにケアの「受け手」として見るのではなく、後でくわしく見ていくように、「子ども」との関係や、「コミュニティ」そして環境に開かれたケアのあり方を追求し、高齢者が本来もっているポテンシャルを積極的に位置づけていく必要がある。

本章では、まず高齢化社会というものについての少し新しい視点からの理解の枠組みを「人間の三世代モデル」というかたちで提案し、これらをベースにこれからのケア、特に生活モデルというものの新しい方向について考えてみよう。

1 人間の三世代モデル

人間の特質——長い後生殖期／高齢期

議論の出発点として、少し自然科学的な視点から「老い」というものの意味を考えてみよう。

図表Ⅲ・1に示されているように、「性成熟年齢」と「最大寿命」との相関関係を人間と他の生物（ホニュウ類）とで比較してみると、ヒトという生き物が、他の生物のラインからはみ出た「特異な場所」に立っていることがわかる。つまり、生物の一生は一般に「成長期→生殖期→後生殖期」という三つの時期に区分されるが、生殖を終えた後の「後生殖期」が際立って長いところに、生物としてのヒトの特徴がある。

他の生物一般の場合は、自らの子孫（ないし遺伝子のコピー）を残すことが基本的な役目だから、産卵死するサケの例のように、「後生殖期」は積極的な意味をもたない。構造的に長い後生殖期をもつことは、人間が有する独自の大きな特質である。そして、この「後生殖期」とはすなわち「高齢期（老年期）」にほかならないのであり、したがって、たんなる生物という存在を超えた、まさに人間という生き物の独自の意味が、この（長い）高齢期にあるといっても過言ではない。

このような見方からすれば高齢化社会とは、人間の歴史の歩みの帰結として、**『後生殖期』が普遍化した**

社会」である、ととらえることができる。それは、文字どおり際立って「人間的」な社会、あるいは人間が本来もつポテンシャルが真に実現される社会であり、**「人類史／生命史の到達点」**とも呼べるような、積極的な意味をもった社会ではないだろうか。

しかし、以上のことを確認したうえで、より根本的な次の疑問が生まれる。それは、では「なぜ」人間の場合、後生殖期あるいは高齢期が特に長いのか、そこにどのような意味が含まれているのか、という疑問である。

筆者は、この疑問から出発しつつ、人の高齢期や高齢化社会というものの意味について、より包括的な理解の仕方が可能ではないかと考えるようになった。それが以下に述べる「人間の三世代モデル」である。

世代間の情報伝達

◆「遺伝＋学習」を超えるものとは何か

第I章でも少しふれたように、そもそも生物は、何らかの方法ないし媒体を通じて、世代から世代へと、「情報」をバトンタッチしていく存在である。これには大きく、形質や行動に関する、「遺伝子」そのものを通した情報の伝達（遺伝子情報の伝達）と、個体から個体（親から子）への直接的なコミュニケーションによる伝達、との二種類がある。

こうした視点からみた場合、単純化して述べると、**図表III・2**のようになる。まずホニュウ類以外の場合では、親から子へ伝達されるのは遺伝子を通じた情報のみで、親と子の直接的なコミュニケーションというものはない（たとえば魚は卵を産みっぱなしで、それ以上に親が子に何かを教える、ということはない）。ところがBのホニュウ類の段階になると、文字どおり「哺乳」類という言葉が示すように「子育て期間」が存在するようになり、遺伝子情報の承継以外に、親が子に対して直接的に何かを教える、ということ（学習）が部分的にではあれ出てくる。

しかし、このレベルではなお、そうした情報の伝達は世代ごとに同じことが繰り返されるだけで、変化ないし発展していくことはない（現在の猫は古代エジプトの猫と変わらない。言い換えると、猫は、「遺伝子

図表Ⅲ・1　最大寿命と性成熟年齢との関係

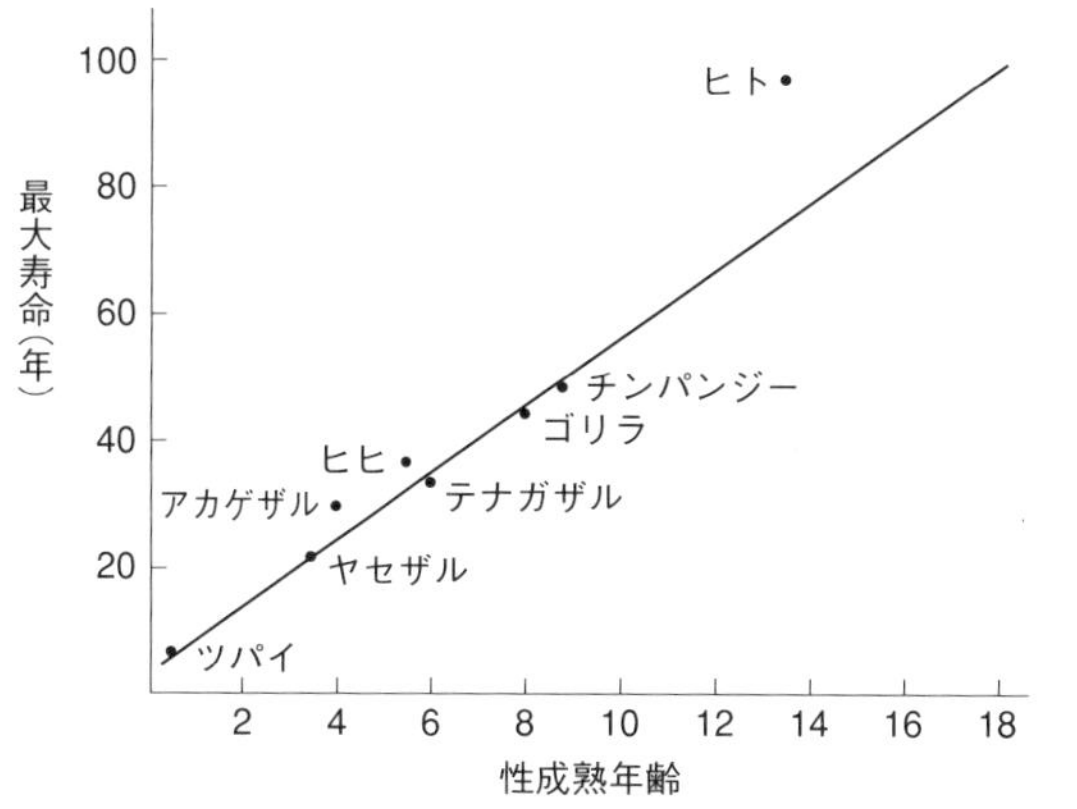

（出所）今堀和友『老化とは何か』岩波新書，1993年

図表Ⅲ・2　世代間の情報伝達の様式

	情報伝達の様式	親と子の直接的なコミュニケーション
A ホニュウ類以外	遺伝子情報のみ	なし
B ホニュウ類	遺伝子情報＋学習	あり
C ヒト	遺伝子情報＋学習＋α	あり

が変わらないかぎり」変化しない）。一方、人間の遺伝子の組成は、約三万年前のクロマニヨン人の時代から変わっていないとされているが、いうまでもなく人間の社会や文化は途方もない大きな変化を経験してきている。

こうした意味で、人間（ヒト）の場合の世代から世代への伝達には、遺伝子情報そして学習の要素に加えて、さらに「プラス・アルファ」の要素があることになる。では、この「プラス・アルファ」の実質をなすものは何か、それは何によって可能なのか、という基本的な疑問が生まれる。

人間の三世代モデル

◆子どもは「遊」＋「学」

ここで登場するのが「人間の三世代モデル」である。それは、端的にいえば、人間という生物の本質は、それが三世代構造をもっているということ、とりわけ「老人が子どもを教える」という点にある、というものであり、要約すると**図表Ⅲ・3**のような内容となる。

まず「子ども」について見ると、人間の子どもというのは、実際の子どもを見ていればわかるように、自分をとりまく外界の何にでも好奇心を感じ、何でも「遊び」の対象にし、しかもその過程で次々と新しいものを学び、吸収していくのであり、文字どおり「遊び」と「学ぶ」ことは一体のものとなっている。「遊ぶ」と「学ぶ」とは、受験勉強などを考えると一見対極にあるように思われるが、もともとは不可分のもので、あえていえば〝探索心〟といったものが両者の共通項にあるといえる。

ちなみに、歴史家のホイジンガが、「文化は遊びに始まる」として、人間という生き物の本質が「遊び」

にあると論じたこと〔ホイジンガ『ホモ・ルーデンス』〕はよく知られているが、それは人間においてこうした「子ども」の期間が際立って長いことともパラレルである。進化生物学的にいうと、「何にでも好奇心を示す（＝何でも遊びの対象とする）」ことが、ヒトの「学習」ということにとってきわめて重要であることから、そうした行動の傾向性が、進化の過程で自然選択を通じて形成されてきたといえるわけである。子どもにとっては文字どおり「遊びが仕事」ということになり、長い「子ども」期間ともあいまって、ここに他の動物にはない人間の創造性の根拠があることになる。

図表Ⅲ・3　人間の三世代モデル

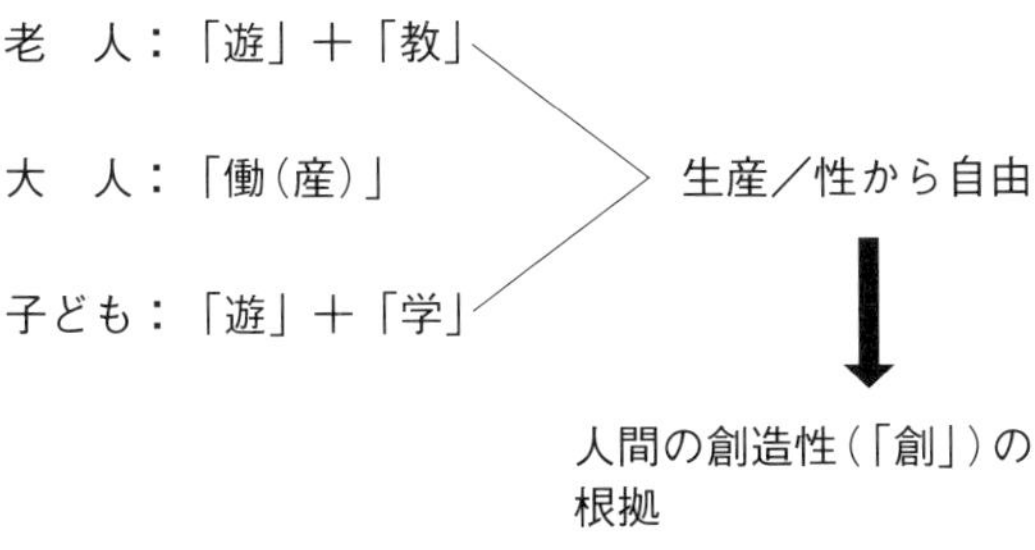

他方、「大人」の役目はあくまで「働（産）」で、この場合の「産」は、「生産」という意味と、子どもを「産む」という生殖機能との両面を指す。特に狩猟生活や農業など、産業化社会になる前は、ほとんどこれ以外には余裕がなかった、というのが人間の「大人」の生活であった。

◆「遊」＋「教」の老人が子どもとセットになる

では、人間という生き物の特質は、以上のような「子ども」と「大人」という時期の特徴で完結するのか？　そうではない、というのがここでの、つまり「人間の三世代モデル」の主張であり、それはすなわち「老人」という存在や老年期という時期のもつ本質的な意味への注目である。

すなわち、いま述べた「子ども」の「遊」+「学」に、ちょうど〝対〟をなすかたちで対応しているのが、「老人」という存在であり、それは「遊」+「教」ということに象徴される存在である、ということである。つまり、「遊」すなわち「大人」のような労働や生産活動からはリタイアし解放されている、という点では子どもと同じであり、また、特に重要なことであるが、子どもの「学」のちょうど対になるかたちで「教」の役目を担っていたのが老人であった、ということである。

考えてみると、産業化以前の社会においては、「大人」は農耕など生産活動に忙殺され、また、社会そのものの変化が遅いこともあって経験の蓄積に基づく知識の重要性が高かったこともあり、老人が「教」という役割のかなりの部分を担っていたのではないだろうか。それが産業化社会になると、生産優位の社会となって老人が背景に退くとともに、「教育」はひとつの〝制度〟となり、すなわち「大人」がおこなう「仕事」となっていった。こうして教育が制度化されるなかで、子どもにとって本来は一体のものであった「遊」と「学」も分極していった、と考えられるのではなかろうか。

しかしながら、私たちがこれから迎えつつある「高齢化社会=経済が成熟化し人口も均衡化する定常型社会」においては、これまでの産業化時代とは大きく異なり、「老人」や「子ども」が本来もつ意味やポテンシャルが再発見され、こうした「子ども - 大人 - 老人」の関係全体が大きく再編されていくのではないだろうか?

人間の創造性と老人・子ども

議論を振り返ると、先に、世代間のコミュニケーションという点において人間を人間たらしめる要素、他の生物にはない「プラス・アルファ」の要素ということを述べた。以上のように考えていくと、実は「子ども」と「老人」という存在にこそ、その実質があるといえるのではないか、という考えが出てくる。つまり、他の動物の場合は、先の**図表Ⅲ・3**でいえば「大人」のところで尽きているわけで、「産」つまり生きていくための活動がすべてとなっている。

ところが人間の場合は、まず「子ども」の期間が際立って長いというのが特徴であり（このことは生物学などでも指摘されてきた）、と同時に、「老人」の時期が構造的に長く、それはたんに寿命が長いということにとどまらず、上記のような積極的な意味、つまり「遊」＋「教」という、「子ども」との対の関係を通じて人間を人間たらしめる要素という意味をもっている、といえるのである。

このことは、後でも見るように、児童文学などにおいて老人という存在が非常に大きな意味をもっている、ということや、心理学者のユングのいう「老賢者」というモチーフ等々といったことにも表れていると思われる。

さらに、老人と子どものもうひとつの共通点は、「性から（比較的）自由」である、ということである。これは先の「大人」が生殖を担う、ということと対比的なことであるが、こうした「性から自由」な時期が構造的に長く存在する、というのも人間独自の特徴といえ、このことは同時に、生物一般の機能である「生殖」ということを超えた独自の価値を、人間がもっている、ということにも通じていると考えられる。

言い換えると、**「生産」や「性（生殖）」から解放された、一見（生物学的にみると）〝余分〟とも見える時期が、「大人」の時期をはさんでその前後に広がっていること、つまり長い「老人」と「子ども」の時期をもつことが、人間の創造性や文化の源泉と考えられる**のではないだろうか。これは、ある意味で、「性的エネルギーこそ文化を含めた人間の諸活動の源泉である」としたフロイトの主張を転倒させる内容でもある。が、筆者自身は、むしろいま述べたような、生物学的な要素に還元できない人間の側面に着目し、同時に「子ども」と「老人」という時期にこそ人間の独自性を発見する、という見方に真理が含まれているのではないかと考えている。

また、これは先にもふれた「遊び」ということのもつ本質的な重要性ということにも重なってくる。「老人」という存在や「遊び」の要素が脇に追いやられた社会というのは、ほんとうの創造性が見失われがちな社会であると同時に、非常にゆとりのない、息のつまるような社会にならざるを得ないのではないだろうか。そして、そうしたひずみをまずダイレクトに受けると同時に、そのような社会の危険性に対するシグナルを発する存在となるのが「子ども」たちであることは、現代の日本社会を見ても明らかなことである。

◆「三世代モデル」という全体構造のなかで老人をとらえる

冒頭で、「成長期－生殖期－後生殖期」という生物の一生の区分について述べ、後生殖期が際立って長いことに人間の特徴がある、と述べたが、ここでの文脈にそくしていうと、以上の三区分は基本的に「子ども－大人－老人」という時期と対応していることになる。そして、「なぜ」人間においては後生殖期が長いのか、という問いを立て、いま述べた「人間の三世代モデル」という理解がこれに対する筆者なりの回答だったわけであるが、ここで重要なのは、「後生殖期」あるいは**「老人」という時期あるいは存在を、それだ**

けを他と切り離してとらえるのは妥当ではない、ということである。人間という生物の本質的な特徴は、「世代間」相互の（しかも二世代ではなく三世代の）コミュニケーションの強さ、あるいはその**「関係」**性にある。だから、しばしば生物学がそうであるように、「個体」を単体としてとらえるだけでは本質を見失うおそれがある。したがって、個体の一生を「成長期－生殖期－後生殖期」ととらえる場合にも、それをたんに「個体」に完結した問題としてとらえるのではなく、「世代間」の関係性ないしコミュニケーションという要素を合わせてとらえ返していく必要があると思えるのである。★

　こうした点に関し、一般に「高齢者ケア」などについて議論がされる場合、老人だけが独立に取り出されて論じられる傾向が強いように思われる。しかし、「老人」や「老い」というものは、それだけを他から切り離してとらえても一面的なのであり、いま述べているように、子どもを含めた三世代モデルという全体構造のなかでとらえるべきであり、またそうしたことを実際のケアのなかでも取り入れていくべきではないだろうか（こうした高齢者ケアにそくした議論は、後ほどさらに考えてみたい）。

★人間の三世代モデルの現代的変容――「子ども」期間と「老人」期間の延長

　以上述べたことは、いわば人間という生き物にそくした基本論であるが、こうした「三世代モデル」は、現在の社会においては次のように一定の変容を示していると思われる。

　すなわち、まず現在においては、「後期高齢者」という言葉がよく示しているように、「老人」の期間が以前にも増して大きく伸長している。ところが考えてみると、実は「子ども」の時期についても同じことがいえるのではなかろうか。つまり、以前の時代に比べて広い意味で「子ども」と呼べる時代が大幅に長くなり、その結果、いわば**「前期子ども」**、**「後期子ども」**とでもいうような区分が可能な状況となっているのではないだろうか。この場合、「前期子ども」とは、おおむね思春期（＝性成熟年齢）したがって一五歳前後までを指し、「後期子ども」とは、それ以降、中高・大学を経て、三〇歳前後までを含むものである。

このことは、「雇用」つまり「人間の三世代モデル」で述べた「働（産）」の役割、ということと関係してくる。先述のように「大人」の役割は基本的に「働（産）」であり、「老人と子ども」はそれに対して「遊」という役割をもっているが、いま述べたようなライフサイクルの変容のなかでは、次のような一定の変化が生じる。それは、「後期子ども」や「前期老人」の時代においては、いわば〝「働（産）」と「遊」の複合形態〟といったものが重要となる、ということである。

実際、「前期老人」にとって望ましいのは、現役時代と同様にフルタイムで働くということではなく、かといって完全にリタイアするというのでもない、つまりまさに〝「働（産）」と「遊」の複合形態〟ないし中間的な形態ではないだろうか。そして、同時に「後期子ども」、つまり大学生の年代や、転職や場合によりフリーターなどもしながら〝自分さがし〟の時期を過ごす二〇代の時期も、ほかでもなく〝「働（産）」と「遊」の複合形態〟と言えるのではなかろうか。

こうした傾向は、おそらく筆者くらいの世代から現れはじめていたことだと思われるが、現在大学で学生たちに接していて、この「後期子ども」の時代という傾向はますます顕著になっていると感じられる。逆にいえば、これだけ人生の時間が長くなった時代なのであるから、また世の中がいっそう複雑になっている時代なのだから、「フルに働く」ようになるのは三〇歳前後に至ってであり、それまでは充電と試行錯誤の時期と考えたとしても何らおかしくないし、それは「直接の生産活動から自由な子どもの時期こそが人間の創造性の源」という、ここで述べている理解からもそういえるのである。

さらにこのように考えていくと、やや唐突に響くかもしれないが、現在さまざまなかたちで論じられるようになっている、いわゆる**「社会的ひきこもり」**と、高齢者の場面における**「寝たきり（または寝かせき**

り）」問題とのある種の共通性がみえてくる（確認すると、社会的ひきこもりと呼ばれる層は、精神科医の斎藤環氏によれば、「少なくとも数十万人、実感としては一〇〇万人以上」存在し、その平均年齢は二一・八歳程度、男性が約八割ということである。〔『社会的引きこもり』PHP新書、一九九八年より〕）。

両者に共通しているのは、「コミュニティ」とのかかわりが失われ、あるいはそこから疎外されてしまっている、という点ではないだろうか。つまり、「寝たきり」も「社会的ひきこもり」も、あるライフサイクルの段階において、適切なコミュニティとの関係や社会的役割といったものから引き離されてしまったところに、結果として生ずるある種の（病理）現象なのではないだろうか。そしてより重要なことは、こうしたことが生ずる根本的な背景として、平均寿命が伸び、人間のライフサイクルの姿が大きく変容しているのに、人々の意識や社会の仕組みがこれに追いついていない、ということである。

ところで、読者の方のなかにはすでに見たことがある人もいらっしゃるかと思われるが、「ひとり暮らし世帯」の分布を年齢階級別にみると、男性と女性とでは大きな違いがあり、男性の場合は二〇代前後に多く、他方女性の場合は七〇代に多いという目立った特徴がある。前者は大学生の男子などがアパートに住んでいるといったイメージであり、後者は夫を亡くした高齢女性がひとりで住んでいる、というイメージである（特に後者は急増している）。まさにこの両者は、コミュニティの関係や社会的役割から疎外されやすく、「社会的ひきこもり」と「寝たきり」と近い関係にある。これからのケアや社会保障は、こうした層へのサポートをしっかり考えていかなければならない。

いずれにしても、今後のケアや社会保障の姿を考えるにあたっては、こうした「子ども期間」「老人期間」の大幅な延長や、ライフサイクルの変容ということを、「働くこと」そして「遊ぶこと」の意味ということともあわせて考えていくことが重要と思われる。

2 老人の時間と子どもの時間

老人と子ども

◆『夏の庭』から

さて、こうした「老人と子ども」というテーマについて、多くのことを考える契機を与えてくれる作品として、湯本香樹美氏の書いた『夏の庭』という児童文学がある。一九九二年の作品で、後に映画化もされ、また海外の多くの賞もとり広く翻訳もされた作品なので、ご存じの方も多いと思う。

物語の概要は次のようなものである。登場人物はまず木山、河辺、山下という、小学六年生のクラスメート。いたずら盛りの遊び仲間という感じの三人であるが、夏休み前に山下の家のおばあさんの葬式があったりしたこともあり、死んで焼かれるというのはどんな心地のものだろうかとか、人の死んだ姿を見たことがあるか等々、会話の中に「死」が顔を出すようになっていた。

そんなふうにして夏休みを迎えていたころ、三人は町はずれにひとり暮らしのおじいさんが住んでいるのを発見する。そして、「人が死ぬのを見てみたい」という好奇心から、彼らはその老人の生活を交代で「観察」するようになる。

不思議なことに、観察を始めたころは家のまわりにゴミ袋が放置され、ときどきコンビニに買い物に行くだけだったおじいさんの生活や様子は、少年たちに見られていることを意識してか徐々に変わっていき、おじいさんはしだいに元気になっていくようだった。そして、最初は敵対的だった老人と子どもたち三人との関係は、庭の草とりの手伝いをさせられたり昔の話を聞いたり等々といったさまざまなやりとりを通じて、しだいに深い交流に変わっていくことになる。

やがて老人は死を迎える。サッカーの合宿から帰ってすぐ向かったおじいさんの家でその死に遭遇した少年たちは動揺し大きな喪失感を経験するが、少しずつその事実を受け入れられるようになる。そして、最後にはおじいさんのことを「あの世の知り合い」と思えるようになる。

――以上があらましであるが、この本の解説に、「喪われ逝くものと、決して失われぬものとに触れた少年たちを描く清新な物語」とあるのは、本当にそのとおりのことだと私には思われる。

老人・子ども・時間

また、「老人と子ども」との関係というと、児童文学の好きな人であればまずもって思い浮かべるのは、イギリスの女性児童文学作家フィリッパ・ピアスの『トムは真夜中の庭で』であろう。

主人公の少年トムは兄がはしかにかかったため夏休みのあいだ親戚の家にあずけられる。そこである夜、トムは時計が「十三時」を打つのを聞くという不思議な体験をし、それをきっかけにして昼間の日常世界とは少し異なる世界に入っていき、そこで出会った少女ハティとさまざまな楽しい思い出を織りなしていく。

ストーリーの詳細は省くが、これらの経験全体が、トムのそばにいるあるおばあさんと深いかかわりにあったことが最後に明らかになる、という話である。ここでも、「子どもと老人」がある特別な近しい関係にあることがベースをなしており、また、そこでは日常の時間とは別の、少し〝流れ方の異なる時間〟が共有されやすいことが示されている。

このほかにも児童文学の多くの作品では、老人という存在がさまざまな面で実に大きな役割を担っていて、子どもの成長過程にとっての老人の意味の大きさを考える恰好の手がかりを与えてくれる。そして、『夏の庭』でも、子どもたちとのやりとりのなかでおじいさんが元気になっていったように、子どもとの関係は老人にとっても本質的な意味をもっている。

しかも、こうした「老人と子ども」との関係は、その相互の関係ということを超えて、つまり「この生の世界」の中での関係ということをさらに超えて、「生と死」というより広い主題につながっていく何かを含んでいることが多いように思われる。

このように、児童文学作品のなかでは、老人がさまざまなかたちで活躍しまた本質的な役割を担っているようなケースが非常に多い。では、そもそもなぜそのようなことが生じるのであろうか。

ひとつには、本章で述べている「人間の三世代モデル」自体が、そうした「老人と子ども」のあいだの特別な関係を裏づけるものになっているといえる。先に述べたように、長い老年期をもつことは、長い子どもの時期をもつことと併行して指摘できる、人間という生き物の特徴であり、特に「遊ぶ」そして「教える-学ぶ」という関係を通じて「老人と子ども」は〝対〟の関係に立つ近しい存在である。

ただ、ここではそうした議論をもう一歩進めて、「時間」という観点から老人と子どもの関係ということを考えてみたい。

◆直線としての時間、円環としての時間

すでに別のところで論じたことであるが〔拙著『ケアを問いなおす』〕、人生あるいはライフサイクルのイメージというものを、「時間」というものにそくして考えてみると、そこには大きく二つのタイプがあるように思われる（図表Ⅲ・4）。ひとつは「A　直線としてのライフサイクル・イメージ」であり、もうひとつは「B　円環としてのライフサイクル・イメージ」である。

図表Ⅲ・4　ライフサイクルのイメージ

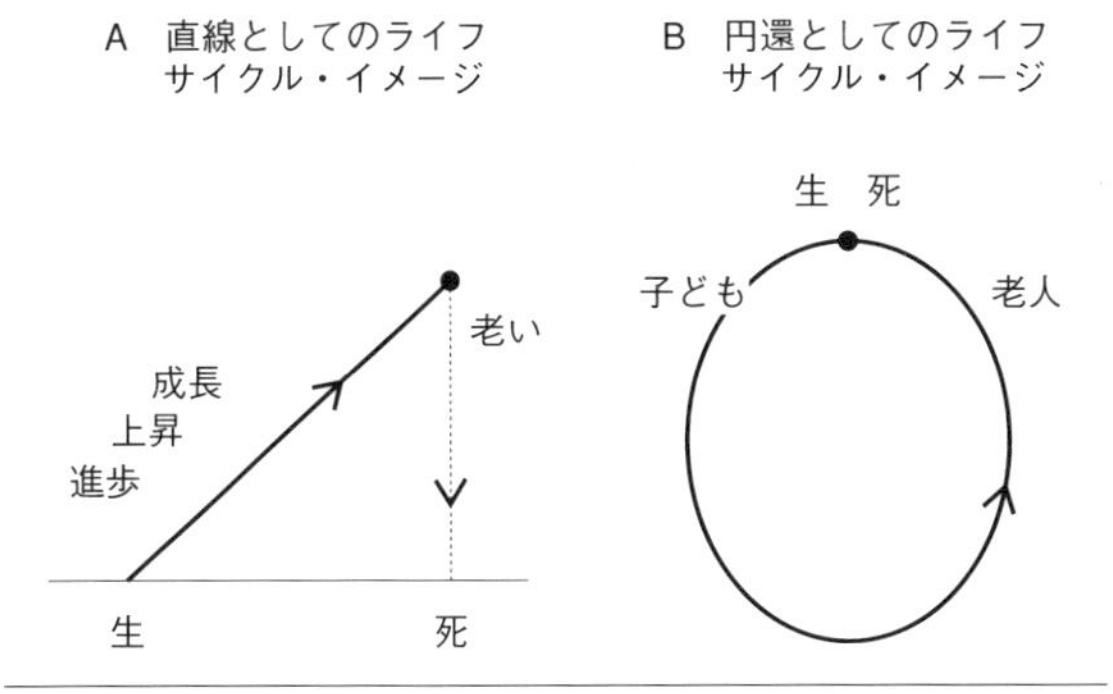

前者の場合、人生とは基本的に「上昇、進歩する線」のようなものであり、死はその果ての「無」への下降という意味合いが強くなる。想像されるように、ユダヤ・キリスト教の世界観はこちらのライフサイクル・イメージに重なってくるが、その場合には死の果ての先に「(世界の)終末における再生、復活」が想定されているので、個人の死はたんにそこで終わるのではない。他方、後者（円環としてのライフサイクル・イメージ）のほうでは、人生とは、生まれた場所からいわば大きく弧を描いてもとの場所に戻っていくようなプロセスとして考えられ、したがって、「生まれてきた場所」と「死にゆく場所」とは、いわば同じところに位置することになる。

こうした二つのライフサイクル・イメージは、「老人と子ども」の位置についても少し異なった見方をとることになる。すなわち、A（直線）の場合には、子どもと老人は青壮年期をはさんでいわば対極の側に位置することになり、両者の場合にはあまり接点が見られない。むしろ、「成長」途上の子どもと、衰え下降していく老人という具合に、両者はただ正反対の関係にあることになる。一方、B（円環）の場合には、図にも示されているように、老人と子どもはある種「隣り合わせ」の関係に立つことになる。同時に、両者はともに「死」の近くの場所にいる――子どもはいまだ「この世界」に生まれたばかりであり、老人はやがてこの世界を去っていく地点にいる――という点で、共通したものをもっているのである。

ところで、そもそもこうした二つのライフサイクル・イメージというものは、互いにどのような関係にあるものなのだろうか。いずれか一方が正しく、他方が間違っている、というものなのだろうか。そうではなく、これら二つのライフサイクル・イメージは、次のような意味で、「時間」というものの、いわばより表層的な次元とより深い次元にかかわっているように筆者には思われる。

私たちが日常の生活において意識している時間は、いわば〝カレンダー的な時間〟であり、それはまさに「直線」としての形象で表されるものである。とりわけそれは、「あす打ち合わせでAさんと会う約束になっている」、「来月末までにこのプロジェクトを完成させなければいけない」といった、「仕事の時間」にかかわるものが中心を占めるものであろう。これに対して、私たちの意識には、そうした日常的な時間のもう少し底にある時間の層が存在するのではないだろうか。そして、先ほどから述べている「円環としてのライフサイクル・イメージ」や時間というものは、そうした時間ないし意識のより深い次元にかかわっているのではなかろうか。

◆「聖‐俗‐遊」をめぐる議論

ここで、いま述べている議論の全体像をより広い視点から理解するために、宗教学者のエリアーデや、ホイジンガ、カイヨワといった学者が展開してきた「聖‐俗‐遊」をめぐる議論を見てみたい。

人間にとって、「俗なる時間」と並んで「聖なる時間」ともいうべき時間が存在し、それが本質的な意味をもつことをエリアーデは主張していた。一方、本章第1節でもふれたように、歴史学者のホイジンガはその著作『ホモ・ルーデンス』において、人間の文化の根源をなすものとしての「遊び」の意義を強調した。しかも、ホイジンガはこの「遊び」概念をかなり幅広くとらえていたため、宗教もまた同様の枠組みで理解できると考えていた。すなわちそこでは、現実の世界や生活から一線が画され、その内部で一定の時間のあいだ、規則に従う象徴的な動作がとりおこなわれる。またその儀式では「活力と規律、恍惚感と思慮分別、熱狂的な錯乱と念入りな正確さという、対立し合う力が同時にせめぎあい、ついに人は日常生活の外へ運び去られる」。

ホイジンガのこうした理解に対し、社会学者のカイヨワは、その画期的な意味を十分認めつつ、「聖」なるものと「遊び」とはやはりさまざまな面で異質のものであり、たしかに両者は「実人生」ないし俗なる次元と対立するかぎりでは共通するものをもつが、実人生を真ん中に置くと、聖なるものと遊びは対称的な位置を占めるとした。「実人生と比べると遊びは楽しみや気晴らしでしかない。ところで、逆に聖なるものと比べると、実人生とは絵空事であり、気晴らしに他ならない」［カイヨワ『人間と聖なるもの』］。

カイヨワのこうした議論は、ホイジンガにおいては広く根源的な意味をもっていた「遊び」のもつ意味がずいぶん矮小化され、逆に「聖」のほうに特別な地位が与えられすぎているような印象を筆者は受ける。ただ、どのような優先順位を考えるかは別にして、以上のような議論からさしあたって浮かび上がるのは、人間にとって、

・「俗なる時間（仕事の時間）」
・「遊びの時間」
・「聖なる時間」

という三者がいずれも本質的な意味をもち、不可欠のものであるという理解である。ちなみに、ここでいう「聖なる時間」とは、さしあたり、宗教的なものを含めて「現世的な価値を超えたものや、死そのものの意味についてふれる時間」といった意味である。

それではこれら三者は互いにどのような関係にあるのだろうか。ここで、先ほど述べた時間の表層－深層（直線としてのライフサイクル・イメージと、円環としてのライフサイクル・イメージ等々）という議論や、さらに本章の主題である「老人と子ども」というテーマが関係してくる。

「聖－俗－遊」と老人・子ども

◆「遊びの時間」という〝海〟に浮かぶ、「俗なる時間」という〝島〟

そもそも「俗なる時間」（世俗の時間）とは、ほかでもなく先ほど〝カレンダー的な時間〟と呼んだ、私

たちの日常を支配しているような時間、「仕事の時間」であり、そこで求められるのはまずもって「効率性」ということである。私たちが、子どもの時代を徐々に抜け出し、大人の世界に入っていくにつれて、どんどん大きくなっていくのがこの「俗なる時間」といってもよいだろう。

考えてみれば、子どものころというのはたんに時間がゆったりと流れていた、というのにとどまらず、いわば、時間にたくさん「スキマ」のようなものがあって、現在の（大人になった）私たちが感じるように、カレンダー的な時間が「枠組み」として生活の隅々まですべてをおおっている、というのではなかった。

もっと正確には、次のように言えるかもしれない。もともと「俗なる時間」、〝カレンダー的な時間〟というものは、いわば「遊びの時間」という〝大きな海〟に部分的に浮かぶ島のような存在に過ぎなかった。それがしだいにそちらのほうが全体をおおうようになり、ついにはそうした〝カレンダー的な時間〟＝直線的な時間がまずあって、その「枠組み」のなかに（休暇としての）遊びの時間が位置するようになった……（ちなみに、ここでいう「遊びの時間」というのは広い意味のものであって、「スケジュール化された日常の時間の流れからはずれて自由になった時間」といった意味である）。

そして、想像されるように、受験勉強や塾通いに追われる現代の子どもたちは、かつてに比べはるかに早い段階でこの「俗なる時間」、〝カレンダー的な時間〟の世界のなかに運び込まれているように思われる。

◆「聖なる時間」は、さらにその底に

以上のような記述から示唆されてくるように、私としては、先ほどの「聖－俗－遊」の話を、時間の表層－深層、そして「老人と子ども」のテーマに関連させて、**図表Ⅲ・5**のように理解してみたい。

もっとも表層にあるのは、直線的な時間／〝カレンダー的な時間〟としての「俗なる時間（仕事の時間）」

であり、とりわけ大人たちはこの時間を中心に生きている。しかしその底には、先ほど「円環としてのライフサイクル」にそくして述べたような、より根源的な時間の層がある。これは第一の「仕事の時間」の枠組みから解放された、より自由な時間の層でもある。そして、「人間の三世代モデル」において老人と子どもに「遊」が対応したように、まさに「老人と子ども」の世界において本質的なのはこの「遊びの時間」の層であり、彼らにとっては時間の第一の層は二次的な意味しかもたない。

そして、さらにその底に、(「はじめに」でも少しふれた)さしあたり「深層の時間」とでも呼ぶしかないような、時間のもっとも深い層が存在する。それは、「生と死」がふれあうような次元であり、また世俗的な次元を超えた「聖なる時間」とされるべきものである。

このような時間や世界の重層構造を考えると、老人と子どもが本質的な共通性をもつ世界を生きているということ、そして、先に『夏の庭』などの児童文学作品にそくして見たように、なぜそれが「生と死」という深い次元にふれあう要素をもつことになるのかを、あらためて理解することができるように思われる。

遊びの時間と聖なる時間の復権

◆直線的な時間に圧倒される「遊」と「聖」

現代の社会では、あらためていうまでもなく、時間の第一の次元である「直線的な時間」が圧倒的な力をもっていて、ともすればすべてが効率性の枠組みのなかで考えられる傾向がある。先にもふれたように、現代の日本社会では子どもですらそうした枠組みのなかに早くから身を置くことになるのだが、本来は子どもや老人はそうした効率性の尺度からは自由な存在であり、またそうした現代社会の傾向に警鐘を鳴らしうるような存在でもある。こうした現代社会における「時間」のあり方を、風刺的な観点を含めて象徴的に描いているのが、ミヒャエル・エンデのよく知られた作品『モモ』であろう。

図表Ⅲ・5　時間の多層性

表層（日常性）↑	1	直線的な時間	「俗（なる時間）」……大人
	2	円環的な時間	「遊（びの時間）」……老人、子ども
深層 ↓	3	深層の時間	「聖（なる時間）」（＝生と死のふれあう場所）

（注）3（または2と3のあいだ）には「自然の時間」という層が含まれるが、ここでは省略した。

> とてもとてもふしぎな、それでいてきわめて日常的なひとつの秘密があります。すべての人間はそれにかかわりあい、それをよく知っていますが、そのことを考えてみる人はほとんどいません。たいていの人はその分けまえをもらうだけもらって、それをいっこうにふしぎとも思わないのです。この秘密とは……それは時間です。
>
> ［ミヒャエル・エンデ『モモ』］

『モモ』に登場する「灰色の男たち」は巧みなしかたで、つまりすべてを「効率性」の尺度で物事をとらえるように人々を仕向けつつ、それを通じて人間から「時間」を奪っていく。不思議なことに人間は、時間を「節約」しようとすればするほど、ますます時間に追われるようになってしまう存在なのだ。そして、灰色の男たちから「時間」を人間の手にふたたび取り返すのが主人公のモモである。ストーリーの紹介は略すが、ここでもまた、そうしたモモ自身が子ども（少女）であり、また、モモに時間の本当の価値を教えてくれるのが老人（道路掃除婦のベッポ、「時間の国」の主のマイスター・ホラ）であることは、「老人と子ども」ということでの主題にとって本質的であるように思われる。

ふり返ってみると、戦後の日本においては、経済成長を通じたパイの拡大がすべてのゴールとされ、また、戦前への反省ということも手伝って、すべてが「俗なる時間」（効率性、直線的な時間）に還元されるような状況となり、そのなかで、「遊びの時間」および「聖なる時間」というものが、大きく脇に追いやられてしまったように筆者には思われる。「老人と子ども」という主題は、こうしたものの価値に私たちを再び気づかせる契機を与えてくれる何かをもっている。

◆拡大・成長に代わる「新しい価値」の発見を

子どもにそくして考えると、「遊びの時間」の不足についてはいうまでもないし、また「聖なる時間」についても、（言い換えると現世を超えた価値や生と死の意味にふれる時間ということについても、）たとえばキリスト教的な死生観に（かりに意識的なものでなくとも）さまざまなかたちでふれて育つヨーロッパ諸国の子どもなどに比べて、日本においてはほとんどふれることなく大きくなっていく。その結果、現在の日本においては、死というものを生全体との関係においてどう位置づけたらよいのか、という基本的な座標軸が揺らぎ、「死生観の空洞化」ともいうべき状況が生まれているように私には思え、その傾向は若い世代ほど顕著であるように感じられる（こうした点は、ターミナルケアと死生観に関する次章であらためて考えてみたい）。

加えて、再び『夏の庭』などの作品を思い出すと、「老人」とふだんから接する機会がなく、「老人と子どもの segregation（隔離）」ともいうべき状況が今の日本では生まれているということが（これだけ「高齢化社会」というのに！）、子どもたちをよけいに「生と死の意味」から遠ざけているように思える。

いずれにしても、「遊びの時間」や「聖なる時間」を見直し復権するということがこれからの日本の大きな課題であり、それは「老人と子ども」というテーマと重なると同時に、経済の成熟後に迎えるこれからの高齢化社会における、成長や拡大に代わる「新しい価値の発見」という基本的なテーマともつながるように思えるのである。

3 コミュニティそして自然

さて、ここまで述べてきたような「人間の三世代モデル」や「老人と子ども」といった視点を踏まえて、それらと社会保障やケアの具体的な姿とのかかわりを見ていくことにしよう。

コミュニティと社会保障

第I章でもふれたことであるが、社会保障というものがそもそもどういう意味をもつ制度なのか、ということを考えてみると、そこで「共同体(コミュニティ)」というものが重要なコンセプトとして浮上してくる。端的にいえば、社会保障とは、経済の発展あるいは産業構造の変化につれて、家族や地域共同体などの「共同体(コミュニティ)」というものがしだいに「外部化ないし解体」していくことに対応して、そうした解体するコミュニティのもつ機能を再び回復するようなシステムとして働くものである、ということができる。そして、ここでいう「共同体(コミュニティ)」のなかには、老人と子どもを含む「三世代(ないし多世代)」構造という要素が含まれている。人間は文字どおり社会的な生き物、つまり「コミュニティ」をつくる生き物であり、それは(本章第1節で見たように)三世代構造をもつことに本来的な特徴をもっているからである。

ここで、第I章での**図表I・1**（二五頁）を再び参照していただきたい。これは、経済社会の変化を「前産業化社会」－「産業化社会」－「成熟化社会（高齢化社会）」という三つの段階に分けて、そこでの家族や共同体関係の変化と社会保障との関係を見たものであった。そして、こうした変化の方向において一貫しているのは、経済の進化にともなって、家族や共同体の凝集性あるいは求心力ともいうべきものが弱まり、個人が独立していく、しかしそうした個人というものはきわめて不安定な存在なので、それを再び社会的に支えるシステムとしてさまざまな社会保障制度がつくられていった、ということである。また、「ケア」という営みは、そうした個人をつなぎ支えていく営みとして理解できるのだった。

◆「失われた共同体」をどう回復するか

このような認識を踏まえると、社会保障とは、「自然発生的な共同体（コミュニティ）」の解体に対して、それに代わるいわば「意識的な共同体（コミュニティ）」を再構築ないし支援しようとする制度である、と理解することができると思われる。そして、この後の場合の「共同体（コミュニティ）」とは、もともとのそれとは異なって、〝地縁・血縁〟等にもとづく「自然発生的」なものではなく、あくまで「個人」をベースとする（意識的な）ネットワーク、とでもいうような性格のものである。

次のようにもいえるだろう。かつて生産水準が低く、経済が未熟で「貧し」かった時代には、人々は〝共同＝協働〟して生産活動その他の活動にあたった。物質的な欠乏や災害等に対する対応が、こうして共同体や家族の凝集性を、つまり絆《きずな》を強めたのである。しかしやがて経済の発展とともに生産水準が上がり「豊かさ」が実現していくと、少なくとも人々は、生活のために家族や共同体を求める必要はなくなる。

こうして家族や共同体の凝集力は弱まり、人々は「自由」を得るとともに、そのぶん「孤独／不安」に脅かされることになる。社会保障は、こうして「失われた共同体」を公的な制度として再び回復するシステムにほかならない。

そして、こうした「経済の進化」と「(人々を結び合わせる)凝集力の緩和」という方向自体は、ちょうど時計の針を逆戻しできないのと同じように、変えがたいものと考えるべきであろう。つまり、かつての三世代同居や大家族、共同体の時代にそのまま回帰する、ということは不可能であり、またおそらく望ましくもなく、経済の発展にともなう家族や共同体の外部化や「個人」の自立という方向性はしっかり認めたうえで、それを新しいかたちで社会化し、ネットワーク化するための支援策を展開していくことが何よりも重要なのではないだろうか。それが高齢化／成熟化時代における社会保障の基本的な課題なのである。

「コミュニティ力」の低下

◆「カイシャ」と「核家族」は力を弱め、「地域」も解体したまま

そして、現在の日本において、もっとも顕著な変化がこの「コミュニティ」の解体という構造変化ではないだろうか。

具体的には、私は戦後の日本社会においてとりわけ中心的な役割を担ったコミュニティは二つ存在したと考えている。すなわちそれは**「カイシャ」**と**「核家族」**である。それは、たとえばある一人のサラリーマンの生活スタイルと「つきあい」の範囲を考えてみれば明らかなことである。その間に、「地域」という(それまでは中心をなしていた)コミュニティが大きく希薄化、解体していったことはいうまでもない。

ところが現在においては、こうした戦後の日本社会において中心的な役割をはたした二つのコミュニティのうち、前者（カイシャ）については終身雇用制が大幅に崩れまたリストラの嵐が吹くなかで、他方、後者（核家族）については女性の社会進出等を背景に家族の個人単位化が進むなかで、いずれも「コミュニティ」としての実質を急速に弱めているのである。

では、かといってかつての「コミュニティ」の中心であった「地域」がその機能を再生しているかというと、まったくそのようなことはない。この結果、現在の日本社会は、おそらく世界的に見ても珍しいほどの速度で、「コミュニティの喪失」という状況に置かれつつあるのではないだろうか。教育やさまざまな忌まわしい犯罪などを含む、昨今のわが国の社会的な問題の多くは、こうした（見えない）〝**コミュニティ力**〟の低下、ともいうべき状況に根をもつものが少なくないように筆者には思われる。

このような意味からも、先に述べたような「コミュニティを支援するシステム」としての社会保障の重要性が高まっており、また、これまで（日本において伝統的な共同体がなお残っていたぶん）あまり意識する必要のなかった「コミュニティ支援」という政策目標を、社会保障の中心的な課題のひとつとして位置づける必要が大きくなっていると思えるのである。

老人・子どもと高齢者ケア――「生活モデル」の三段階

◆高齢者ケアの問題点――「隔離」と「メンタル面の軽視」

以上、家族・共同体の外部化ということとの関連において社会保障のもつ意味を考えたが、こうした点を高齢者ケアそのもののあり方にそくして考えてみよう。

現在、介護保険の創設等を通じて高齢者介護サービスの基盤が徐々に整備されている。このこと自体はもちろん望ましいことであり、整備の促進が急がれるところであるが、私自身は、現在における高齢者ケアの論じられ方について、次のような疑問も同時に感じてきた。

第一の疑問は、本章第1節でも少しふれた点であるが、「高齢者(ケア)」だけを他から切り離して考える傾向についてである。

身近な話題にそくして述べてみよう。たとえば老人ホームなどでも、特に最近は非常に立派なものがつくられるようになっているが、そうした新しい、またケアのあり方としても質の高い施設に大学のゼミナールの学生を連れていったりすると、次のような二つの反応がある。

ひとつは「最近はこんなに立派な老人ホームができているのか。すごい!」というような、いわば肯定的な感想である。ところが次のような感想をもらす者もいる。それは、「たしかに建物やスタッフの提供するケアはすばらしいと思うが、しかしそれでも何かが足りないように思う。そもそも、高齢者だけを集めてケアしているということ自体に非常な不自然さを感じる(また、自分が老後にこうした施設に入りたいかと問われると躊躇《ちゅうちょ》してしまう)」といったものである。福祉や現実をよく知らない〝素人〟の甘い感想、といえばそのとおりであるが、私自身はこうした「医療・福祉の素人」の学生の素朴な感想に、無視できないある真実が含まれているような感じをもっていた。

第二の疑問は、現在の高齢者介護をめぐる議論が、やや身体介護の面ないし「ハード面」に集中し、そのこと自体はもちろん重要なことであるが、メンタルな側面も含めたより幅広いケアの姿がもっと追求されてよいのではないか、という点である。

筆者らは、以上のような問題意識を踏まえ、一九九八年から九九年にかけて現場の実践家や研究者の方々の参加をいただき、「老人と子ども」という主題を中心にすえた高齢者ケアの新しい展望に関する調査研究をおこなった。同調査研究は、国内での先駆的な取り組みに関するケーススタディ、自治体全国調査、海外調査（フィンランド、イギリス等）等を柱とするもので、調査結果は報告書のかたちでまとめられている〔国際長寿センター『超高齢社会における世代間ケアシステムのあり方についての調査研究』一九九九年。近く中央法規出版より出版予定〕。

そして、私としては、次のような**「生活モデルの三段階」**ともいうべきステップを考え、より広い枠組みのなかで高齢者ケアのさまざまな姿を考え、また実践していくことが重要なのではないかと考えている。

◆第一段階──「疾病」ではなく「障害」ととらえる

すなわち、まずその第一段階は、『疾病』から『障害』へのパラダイムの転換」ともいうべきもので、この点は第Ⅰ章ですでに述べたことである。つまり、すべてを「疾病」としてとらえてそれを「治療」しようという医療モデルの発想から、障害は障害としてある程度認めながら、残された機能を活用しつつ生活全体のＱＯＬを高めていこうとする発想への基本的な転換、ということであり、「生活モデル」という発想の出発点をなすものである。現在介護保険に関して進められている種々の介護サービスの充実等の多くは、こうした第一ステップに関連づけられるものと考えられる。

ところが、こうした視点のみでは、どうしても高齢者はたんに「介護される」存在ないし「ケアされる」存在にとどまっていて、その点に関するかぎりでは、実は医療モデルと変わりないことになる。けれども、もう少し高齢者という存在をポジティブな視点でとらえたケアのあり方はないのだろうか。

◆第二段階――高齢者同士の相互作用に着目

ここで登場するのが（生活モデルの）第二段階であり、それは「高齢者の社会的役割の発揮や（高齢者同士の）相互作用を通じた支援」として表すことができるようなケアの姿である。

こうした姿を現在もっともよく示している例はグループホームでの試みなどであろう。たとえば、もう何もできないように見えていたお年寄りが、むかし得意だった詩吟や着物の着付けをやってもらうと突然のように生き生きした姿を見せたり、味噌のつくり方を聞くと職員に喜んで教えはじめたり、等々といった例であり、これらが痴呆の進行の防止などに大きな意味をもつことはさまざまなかたちで確認されつつある［特にグループホームでのケアの姿については、小宮英美『痴呆性高齢者ケア』参照］。

いずれにしても、この段階では、高齢者はたんに受動的なケアの対象ではなく、より能動的な役割発揮が求められ、またそこでは「自己の存在感の確認、コミュニケーションを通じた活性化」等といった、メンタルな要素への注目が重要となる。このように書くと特別なことのように響くが、もともと人間が「生活」を送るというのは本来そのようなことなのであり、要するにここでは「生活モデル」の第一段階に比べ、ケアの姿が文字どおり「生活」により近いものになっているのである。

コミュニティ／環境に開かれたケア

◆第三段階――複数世代を含む交流へ

しかしこの第二段階では、グループホームもそうであるように、なお特定の空間に高齢者が（切り離されて）置かれている、という制約がある。それをさらに開かれた方向にしていくのが第三の段階で、それは

「コミュニティ／環境を含んだケア」といった方向づけによって表すことができるものである。

たとえば、老人ホームのなかに「おもちゃ美術館」を設け、近所の子どもたちが自由に出入りできるようにし、そこにいる老人と子どもが自然にやりとりし、また楽しめる空間をつくる、という新しい試みが全国のいくつかの場所で始まっている（横浜市の特別養護老人ホームさくら苑、千葉県市原市のケアハウス日夕苑等。この試みを先駆的に進めておられるのが、芸術教育研究所長の多田千尋氏であり、同氏には先にふれた「老人と子ども」に関する調査研究にも参加いただいている）。そして、それが高齢者、子ども双方にとってさまざまなプラスの効果をもつことが示されている。また、こうした試みは、施設という空間を（「おもちゃ美術館」といった媒体を通じて）地域に開かれた場にし、そこにひとつの「新しいコミュニティ」を再生させようとする試み、と考えることもできるだろう。

もちろんかつてはそうしたことは、ごく自然に地域や家族のなかでおこなわれていた。しかし先ほどから述べているように、そのような自然発生的なコミュニティは、現在大きく失われつつある。だからこそ、先にも指摘したような「老人と子どもの segregation（隔離）」という状況が生まれているのである。現在に

図表Ⅲ･6　「生活モデル」の新たな展開――その3段階

【第1段階】疾病から障害へ

・医療モデル（疾病）から生活モデル（障害）へ
　［例］種々の介護サービスの充実等

【第2段階】受動性から主体性へ

・高齢者の社会的役割の発揮や（高齢者同士の）相互作用を通じた支援
・自己の存在感の確認、コミュニケーションを通じた活性化、メンタルな要素への注目など
　［例］グループホームでの実践等

【第3段階】コミュニティ/環境に開かれたケアへ

・「老人と子ども」のかかわりの重要性（人間の三世代モデル）
・「遊び」の要素、「自然さ」の回復
・自然とのかかわりを通じたケア
　［例］おもちゃ美術館、統合ケア、コミュニティ・ガーデン等

おいては、意識的なかたちで、そうしたコミュニティを再生させるような試みが強く求められている。★

いずれにしても、これからの高齢者ケアにおいては、「高齢者だけ」を切り離してとらえるのではなく、こうしたコミュニティへの開放性、つながりということが大きな課題となっていくと思われる。そして、コミュニティとはおのずと「老人・大人・子ども」という複数世代を含むものであり、また両者の関係は本章で論じてきたように人間にとって本質的な意味をもつものであるから、そこでは「老人と子ども」のケアの統合という点が特に重要な柱となる。また、本章第2節で「遊びの時間」といったことについて述べたように、そうしたケアにおいては、「遊び」の要素、「自然さ」の回復といったことも大切な点となる。

以上、「生活モデル」の三段階という視点から述べたが、これらをまとめると**図表Ⅲ・6**のようになろう。

★フィンランドにおける「子ども・高齢者統合デイケア」

私たちがおこなった上記調査研究では、高齢者と子どもの統合ケアということをもっとも自覚的なかたちで展開している国として北欧の国フィンランドが浮かび上がり、現地調査等をおこなった。フィンランドにおいては、国立福祉保健研究開発センター（STAKES）の企画により、一九九四年から九六年にかけて、「高齢者の家族デイケア・プロジェクト」と呼ばれるプロジェクトがおこなわれ、その大きな柱として、自治体の参加のもとに「子ども・高齢者統合デイケア combined daycare for young and old」の試みが実施された。そして、それが子どもと高齢者双方にさまざまなプラスの効果をもつことが明らかにされ、現在では普及段階に入るとともに、同国はそうした新しいケアのプラグラムを海外に〝輸出〟することを検討している。

なお、同国でこうした試みがおこなわれた背景として、フィンランドの一九九〇年代の高齢者ケアの基本的な目標として、（a）「予防的ケア」を高齢者ケアの中心に置き、高齢者の自立をサポートすることを目標に経済的および社会的支援を提供する、（b）ケアにおいて高齢者自身の意見を尊重し在宅の可能性を延ばし、「他の年齢層および地域へのインテグレーション」を進める、ということがあげられている点が注目される。

「コミュニティ」の意味

◆「コミュニティにおけるケア」ではなく「コミュニティをつくるケア」

以上のように「生活モデルの三段階」という流れにそくして考えてきたことは「コミュニティ」というテーマに行き当たり、先ほど別の文脈で論じた「コミュニティ支援としての社会保障」という主題に別の流れから到達したことになる。

このように見ていくと、しばしば使われる「コミュニティケア」ということばのもつ真の意味が、いまあらためて明らかになる。

つまり、一九九〇年代に入り実施されたイギリスのコミュニティケア改革をまつまでもなく、「コミュニティケア」ということばは今後の医療・福祉のひとつのキーワードであろうが、おそらくそれはたんにケアの提供される場所が施設からコミュニティ（地域）に移るということに尽きるのではなく、つまり「コミュニティにおけるケア care in community」ということに尽きるのではなく、より積極的に、「コミュニティ支援としてのケア」、あるいは「コミュニティ（づくり）のためのケア care for community」という意味までを包含するものと思われるのである。そして、本章で述べてきたように、人間が本来的に三世代構造をもつ生き物である以上、その場合の「コミュニティ」には、「老人・大人・子ども」という各世代が含まれていることが本質的な意味をもっているのである。

さらにいうと、いわゆる「在宅ケア」というものは、必ずこの「コミュニティケア」ということと一緒に考えていく必要がある、と筆者は考えている。なぜなら、孤独感やメンタルな要素を考えると、「在宅」ということが、決して「孤立化」を招いてはならないからである。**「在宅ケア」というものは、決してたんに「物理的な意味」での在宅を意味しているのではなく、英語でいう"feel at home"つまり自分がその場所で安心感を得られること、そこに〝根をおろしているという感じ〟がもてること、等々を意味するのであり、**だとするとコミュニティの支えというものがきわめて重要な要素となるのではなかろうか。

一方、以上のような「生活モデルの三段階」や「コミュニティケア」ということを考えていくと、それは最近しだいに注目を浴びるようになってきている「介護の予防」という課題と重なってくる。

要介護状態になった場合のさまざまなサービスの充実が大事なのはいうまでもないが、同時に、できることなら要介護状態にならないような老いを迎えたい、そのようにするにはどうしたらよいか、ということは、身近に介護を経験した人ならばだれでも感じることだろうし、おそらくそのことは、その介護が大変であればあるほど強く感じられることのように思われる（私事にわたるが、筆者も郷里で祖父が相当な要介護状態となり、昨年亡くなるまで、ヘルパーの方々等の援助を受けながら祖母と母が介護にあたったが、やはり話はしばしばそうした点に及んだ）。

いずれにしても、介護の予防ということ——そもそも介護や痴呆の状態にならない、または現在の状態より悪化しないようにする——は、先に述べた「生活モデルの三段階」、特にその第二段階や第三段階ともつながり、今後非常に大きな政策課題になっていくと思われる。

◆人間にとってコミュニティとは何か

なお、本章ではコミュニティということばをさまざまなかたちで使ってきた。ある意味では順序が逆かもしれないが、ここで、そもそも人間にとって「コミュニティ」とはいったい何なのか、ということを最後に確認しておきたい。

あえて定義的にいうならば、コミュニティとは「人間が、それに対して何らかの帰属意識をもち、かつその構成メンバーの間に一定の連帯ないし相互扶助(支えあい)の意識が働いているような集団」、とでもいえるだろう。

そして何よりも確認しておく必要があるのは、人間はコミュニティなしには生きていけない、ということである。第I章でもふれたことであり、また本書の「ケア」という主題にも直結する点であるが、人間という生き物は社会的な動物であるので、**自分がどこかに「帰属(あるいは所属)」している、という感覚**は非常に基本的なものであり、なくてはならないものである。

先ほど戦後の日本社会においては「カイシャ」が重要なコミュニティとしてあったと述べたが、たとえば、退職したサラリーマンが、そのことだけで強いうつ状態になったりするといった例がしばしば見られるのも、それはたんに自分の仕事がなくなったということにとどまらず、〝自分が帰属するコミュニティを失った〟という、ある種の喪失感が強く働いていると考えられるのである。

いずれにしても、このように**コミュニティというのは、決してたんに「外面的な」存在ではなく、人間にとってさまざまな内面的な意味をもつ存在であり**、目に見えるものであると否とを問わず、なくてはならないものと考えられるのである。

◆園芸療法／定年帰農

以上、生活モデルという関心から出発して、また「老人と子ども」という視点の延長線上で、コミュニティに開かれたケア、あるいはコミュニティとのつながりをもったケアというところに行き着いたわけである。そして、ここまで来ると、最後にもうひとつ、どうしてもふれておかなければならないケアの次元が見えてくる。それは、「自然」という次元であり、ケアということにそくしていえば、「自然とのかかわりを通じたケア（または癒し）」というテーマである。

筆者らは、本章で何度かふれてきた「老人と子ども」に関する調査研究の延長で、**「自然とのかかわりを通じたケア（または癒し）」**というテーマでの調査研究を現在進めている。もちろん、こうした点での先駆的な試みは、すでにさまざまなかたちでおこなわれている。

たとえば、「園芸療法 horticultural therapy」ということは、かなり以前からさまざまな領域でおこなわれてきているし、「自然」の中に生き物あるいは動物を含めれば、アニマルセラピーといったことは近年日本でも多くの関心を集めている。また、高齢者ケアの分野でも、園芸や土いじり、農作業などをケアのなかに取り入れることで、お年寄りの要介護状態や心身の状態が改善される、といったケースや試みが見られるようになっている。これらを含め、「自然とのかかわりを通じたケア（または癒し）」というテーマは、今後非常に大きなものになっていくものと筆者は考えている。

一方、場面は異なるが、最近ではたとえば「定年帰農」ということが多くの人々の関心を集めるようになり、退職したサラリーマンが田舎に移住したり、あるいは週末を農作業をして過ごす、といった動きがさまざまなかたちで見られるようになっている［ちなみに農林水産省の調査によれば、六〇歳以上の新規就農者は年々急増し、一九九五年には新規就農一〇万人のうち六〇歳以上が六割を占めた。『現代農業一九九八年二月号（特集：定年帰農）』］。

◆「死にゆく場所」としての自然

一見こうしたことはケアという主題とは直接関係がないようにも映るが、しかし、「望ましい高齢者ケアの姿（あるいは望ましいターミナルケアの姿）とは」という問いを考えていくと、それは最終的に、**「望ましい老い方、死に方とは」**という問いにそのまま重なってくるのであり、そうすると、狭い意味での医療や福祉の場面だけに目を向けていても不十分で、そうした自然や環境とのかかわりということを含め、老いや生活の全体に目を向けざるをえない。同時にこのことは、先ほど述べた「介護の予防」（できるだけ要介護状態にならないような老い方）というテーマを考えていくなかでも行き当たる点である。

また、ターミナルケアとの関係では、〝死ぬ前日の夕方まで田んぼで畑仕事をしていたが、翌朝起きてみたら死んでいた〟といった死に方がよく引き合いに出されるが、それを理想的な死に方と思うか否かは人によって異なるとしても、先ほどの「帰農」への志向ということも含めて、そうした場合における「自然」とのかかわり、あるいは自然そのものは、その人にとって、生に歓びをもたらすものであると同時に、いわば「死にゆく場所としての自然」という意味をももっていると思われるのである。

加えて、こうした「自然とのかかわりを通じたケア」という主題は、実は前章で述べた「病いのエコロジー」という視点ともつながってくる。というのも、そもそも病気とは何かということを考えていくと、前章でも論じたように、それは「環境に対する個体の不適応」というものとして理解できる。一方、生物学者のウィルソンが論じているように、もともと人間という生き物は、種として生まれたとき、サバンナのような草原など文字どおり「自然」のなかでの生活を基本としていたのであり、単純にいえば、そうした自然との一定のかかわりをもった生活に合うように人間の身体は「できている」のである〔ウィルソンはここから進んで、人間は、自然あるいは生命をもつ存在を本来的に好むという性向を進化の過程で身につけている、という「バイオフィリア仮説」を展開する。ウィルソン『バイオフィリア』参照〕。こうした視点からも、人間にとって、そしてケアにとって、「自然とのかかわり」という要素がきわめて重要な意味をもつことが示されると思う。

まとめよう。生活モデルということを問題意識のベースにおく本章では、人間の三世代モデルあるいは「老人と子ども」という関心から出発し、コミュニティそして最後に自然というところに行き着いた。これらは、第I章で述べたような「ケア」という営みの根源的な意味とどういう関係にあるのだろうか。

第I章でふれたように、人間は、もともと自然から「外部化」したところに生まれた生き物である。そして、そのようにして人間が自然から自立していったとき、それは共同体あるいはコミュニティというかたちをとったのであるが、そうしたコミュニティから、やがてさらに「個人」が独立していったのである（三一頁の**図表I・2**）。

そのような意味で、やや比喩的な表現を用いるならば、個人にとって「コミュニティ」は、またその先にある「自然」は、いわば〝故郷〟のような存在である。そして、第I章でも述べたように、「ケア」ということの本質は、個人をそうした元々の〝帰属していた場所〟へと「つないで」いく、という点にあると理解することができる。だとすれば、ケアという営みを考えまた実践していくプロセスのなかで、それはおのずと「ケアの提供者‐受け手」といった二者関係にとどまらず、それを超えてコミュニティそして自然ということにつながっていくはずである。

これからの時代のケアにおいては、ケアという営みを「ケアする者 - ケアされる者」といった関係に閉じ込めるのではなく、コミュニティそして自然という要素を視野に入れ、より広い文脈のなかでケアのあり方を追求していくことが求められているのではないだろうか。そうした意味でも、閉鎖的ではなくコミュニティや自然に開かれたケア、すなわち「越境するケア」が必要なのである。

IV 超高齢化時代の死生観とターミナルケア

スピリチュアリティの次元

これまでの本書の記述において、第I章でケア全体についての基本的な視点ないし枠組みを示したことを受け、第II章では医療モデルを中心に、第III章では生活モデルに注目しながら、さまざまな観点からケアについて考えてきた。しかし、それらのなかで、なお十分に視野の中心に置かれていなかった本質的なテーマがある。それは「死」にかかわる主題であり、また、いわゆるターミナルケアに関する議論である。

死やターミナルケアをめぐる問題は、私にとっては、もともとの専攻が（科学）哲学という分野であったこともあり、あるいはそうした専攻云々というより自分自身の生き方に直接かかわる問題として、もっとも大きな関心をもってきたテーマでもある。

本章では、こうした話題について、ひとつは超高齢化時代という時代背景とのかかわり、いまひとつは「死生観」とターミナルケアとの関係（あるいは死生観そのもの）という点に特に焦点をあてながら考えていくことにしよう（ちなみに、「ターミナルケア」という用語は英米圏ではあまり用いられなくなり、「緩和ケア palliative care」という表現にとって代わられつつあるが、terminal stage あるいは terminally ill 等の表現は用いられることから、ここでは便宜上「ターミナルケア」という表現を用いることとしたい）。

1 これからのターミナルケアへの視点

死亡急増時代

◆死が日常の出来事となっていく

これからの時代のターミナルケアということを考えていくにあたり、まず大前提として確認しておくべき事実がある。それは、これからの日本社会が「死亡急増時代」を迎えるということ、そしてまた、特に「後期高齢者の死亡」が大きく増加する時代である、という点である。

まず**図表Ⅳ・1**をご覧いただきたい。

これは、一年間に亡くなる人の数（年齢階級別）の年次推移を示したものである。図から明らかなように、戦後から一九八〇年代にかけて、一年間の死亡者の数は減少ないし横ばいの傾向を続けていた。特に一九六〇年代にかけては減少が顕著であるが、これは乳児死亡の減少が大きな背景であった。ところが、九〇年代に入ったころから一年間の死亡者数は顕著な増加を示すようになり、今後二〇一〇年にかけて際立って増加していくことが明らかである。しかも、その増加のほとんどを占めるのは、「後期高齢者」の死亡であることが示されている。たとえば八五歳以上の死亡という点で見ると、一九九三年で約二〇万人であったのが、二〇一〇年には四〇万人以上に増加する見込みとなっているのである。

この図からいえるのは、さしあたり次のようなことであろう。ひとつは、これからの時代は年間に亡くなる人の数が大きく増え、そうしたなかで、おのずと「死」というものが世の中で非常に身近な、ある意味でより「日常的な」出来事になっていく、ということである。同時にこのことは、いわば日本社会自体が、人口構造そのものにおいても、また経済「成長」という目標に向かってただひたすら突き進んでいたという意味でも〝若く〟、そのぶん老いや死といったことが比較的マージナル（周辺的）な場所に置かれていたこれまでの時代とは異なった、新たな死生観が要請されている、という面をもっているように私には思われる。

◆「生活モデル」的なターミナルケアとは

いまひとつは、今後のターミナルケアを考えるにあたっては、こうした後期高齢者の死亡の増加ということを踏まえたより幅広い対応が求められているのではないか、ということである。

これまでの日本でのターミナルケアの議論は、基本的に「がん」のターミナルケアに関するものが中心であった。つまり、たとえば四〇代ないし六〇代のがんでの死亡といったことが、主としてターミナルケアをめぐる議論で念頭に置かれていた面がある。

けれども、先に確認したような、今後増加する後期高齢者の死や看取りということを考えると、ターミナルケアのあり方についても新たな視点が必要になってくると思われる。つまり、そうした高齢者のターミナルケアの場合には、いわば長期にわたる介護の延長線上に死があるというケースが多く、したがって狭い意味での「医療」サービスのみならず、生活全体を支えるという「生活モデル」的な視点の重要性が高まり、そうした面でのケアへの支援策を強化していく必要があるのではないだろうか。

「生活モデル」的な視点とは、具体的には、介護など生活面でのサービス、親しい者との交流を含むメンタルな面での支援、住み慣れた生活の場としての環境、家族を含むサポート等々である。この結果、ターミナルケアにおいても、「医療と福祉の連携」ということの必要性がきわめて大きくなる。そしてさらには、「ケアする者 - ケアされる者」という対の関係にとどまらず、コミュニティ全体とのかかわり、「自然」との

図表Ⅳ・1　年齢階級別死亡数の推移と予測

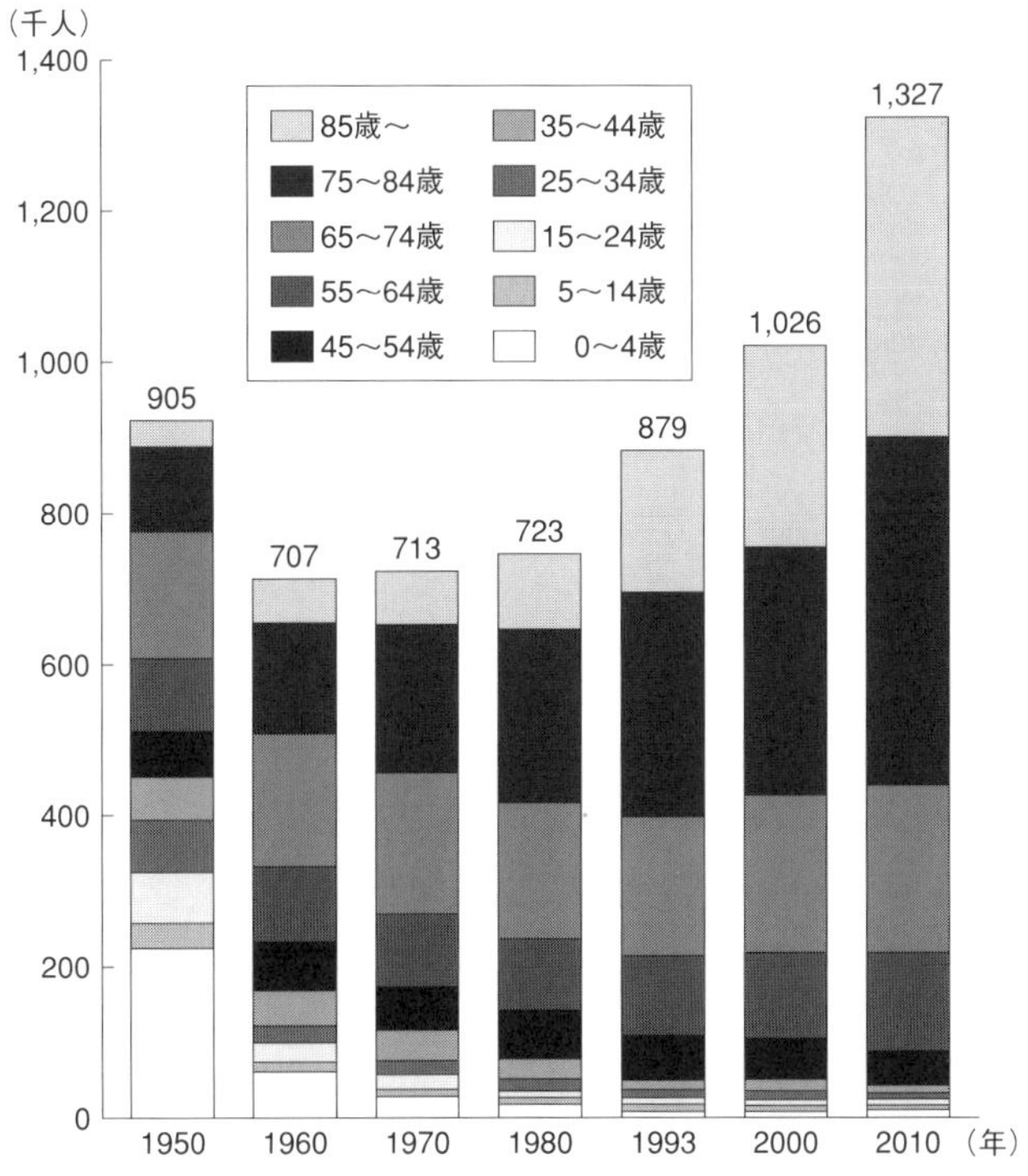

（出所）厚生白書（平成7年版），p. 19

かかわりといったことまで視野に入れていく必要がある。

要するに、死ぬ直前の短い時期だけを、いわばピン・ポイントで取り出してターミナルケアということを論じていてもきわめて部分的、一面的なのであり、「望ましい老い方とは、死に方とは」というより大きな視野においてとらえていく必要があると思えるのである。

死に場所または看取りの場所について

◆死に場所の国際比較

一方、こうした「高齢化とターミナルケア」というテーマは、同時に「死に場所」の変化、ということとも関係してくる。この点に関し参考になるのは、すでに日本よりも早い時期から高齢化が徐々に進んでいたヨーロッパの国々の経験である。たとえば**図表Ⅳ・2**は、イギリスと日本での死亡場所の割合を比較したものである。ここから気づかされるのはさしあたり以下のような点である。

・まず、イギリスと日本での大きな違いは「病院」の比重であり、日本における病院死の割合はイギリスのそれを大きく上回る（表には出ていないが、有床診療所も加えれば日本の数字はおよそ八〇％になる）。

・日本の場合、ホスピスでの死は全体からすると数字に計上されないほど小さい。ただ、イギリスでも（独立した施設としての）ホスピスでの死の割合そのものは特に大きいわけではない。

・意外に差が小さいのが「自宅」の割合であり、イギリスが日本を少し上回る程度である。

・イギリスの場合、ナーシングホームやレジデンシャルホームといった「看護」あるいは「福祉」的な施設での死が日本に比べて非常に多い。これに対し日本における老人ホームでの死はごくわずかである。★

ちなみに、イギリスにおいては近年、**図表Ⅳ・3**に示されているように、在宅でのターミナルケアや、病院内での緩和ケア・チームにおけるケアの実施も大きく増加している。また、同国での緩和ケアに関する全国的な協議会が最近まとめた報告書［National Council for Hospice and Specialist Palliative Care Services, *Dillemmas and*

図表Ⅳ・2　イギリスと日本における死亡場所の割合の比較

	イギリス(1990 年)	日本(1995 年)
病院	54%	74%
ホスピス	4%	——
自宅	23%	20%
ナーシングホーム、レジデンシャルホーム	13%	1.5% (老人ホーム)

(出所) 日本は人口動態統計，イギリスは David Clark, *The Future for Palliative Care*, Open University Press, 1993.

図表Ⅳ・3　イギリスにおけるターミナルケア関連の施設・サービスの数の推移

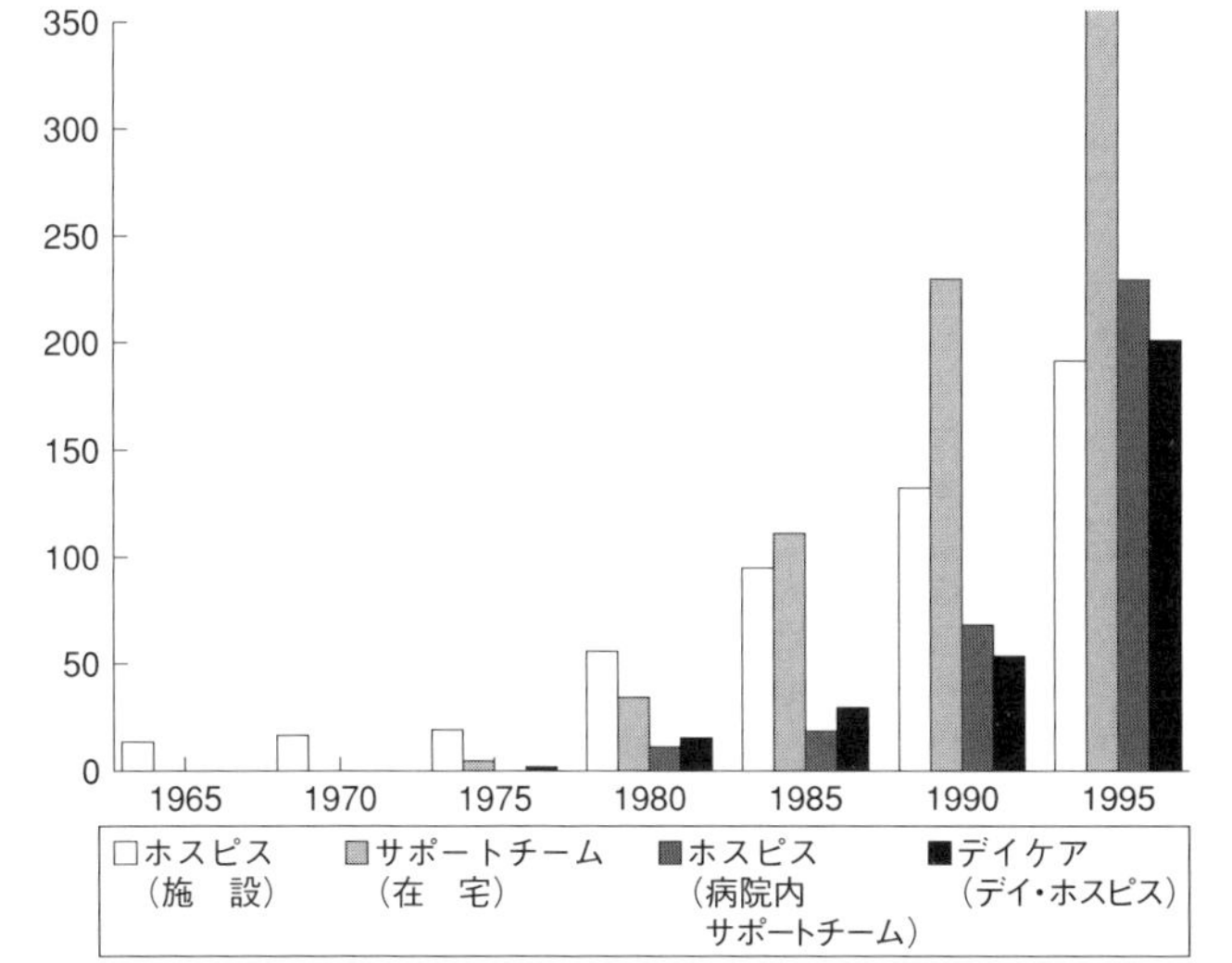

(出所) National Council for Hospice and Specialist Palliative Care Services, *Dillemmas and Directions : The Future of Palliative Care*, 1996.

Directions : the Future of Palliative Care : A Draft Discussion Document, 1996.〕では、「今後の数年間において、緩和ケアの提供・展開にもっとも影響を与える要因は、現在もすでにそうであるが、人口の高齢化と、高齢者が最期の日々を送る場所の変化、すなわちナーシングホームの急速な増加とその提供するケアの質の多様化である」と論じられ、ターミナルケアにおける「医療と福祉の連携」ということが重要な課題として指摘されている。

こうした比較から単純に一義的な結論を導くことはできないが、イギリスでの状況は、わが国のターミナルケアの今後を考えるうえでさまざまな示唆を与えてくれるように思われる（このような状況をも踏まえて筆者らがまとめたのが、後にあらためてふれる「福祉のターミナルケア」に関する報告書である）。

★ちなみに、「死に場所」ないし「看取りの場所」という点に関するアメリカでの状況に関するいくつかのデータを紹介すると、若干分類方法が異なるが、メディケア（六五歳以上の高齢者および障害者を対象とする公的医療保険）受給者の場合、急性期病院三五％、自宅（特に医療なし）二五％、ホスピス（在宅）八％、非急性期病院八％、在宅医療八％、病院外来七％、ナーシングホーム七％、ホスピス（病院内）二％、となっている〔一九九五年。Alan M. Garber et al. "Medical Care Costs at the End of Life," *Frontiers in Health Policy Research*, MIT Press, 1999〕。また、「六〜七割が一般病院で、一五％がナーシングホームで、あとの一五％がホスピスプログラムのなかで死亡」との報告もある〔前野宏「第三回国際サイコオンコロジー学会に参加して」『日本サイコオンコロジーニューズレター』第八号、一九九七年〕。もちろんこの場合の「ホスピスプログラム」とは、いわゆる施設としてのホスピスではなく在宅を中心とするものである。なお、イギリスおよびスウェーデンにおけるホスピス・緩和ケアの動向について詳しくは『「福祉のターミナルケア」に関する調査研究事業報告書』〔（財）長寿社会開発センター、一九九七年〕を参照されたい。

「生活モデル」的視点の重要性の高まり、死に場所のあり方という点について述べたが、これらとあわせてこれからのターミナルケアにおいて特に重要と考えられる点がある。それは、「提供者中心」の視点からの脱却ということである。

あらためていうまでもなく、これまでの日本におけるターミナルケアについての議論は、提供者側（医療関係者とりわけ医師）中心のものになりがちであった。この背景には、ターミナルケアとはすなわち「医療（あるいは医療サービス）」の問題である、という理解が当然のものとされていた、という点が働いていると思われる。

もしもターミナルケアというものが、たとえば疼痛緩和の望ましい方法といった、「技術的な問題」が主体のものなのだとすれば、それでもよいかもしれない。しかしターミナルケアとは、たんにそうした技術的な次元に尽きるものではない。むしろ、ターミナルケアとは本来、もっとはるかに広い意味での「死の看取りのケア」を指すはずのものであり、そしてそうした死の看取りとは、宗教的な側面も含め本来万人に開かれたものであって、たんに「医療サービス」に尽きるものではないのではなかろうか。

◆「死の医療化」

筆者が戦後の日本における「死の医療化 medicalization」として論じてきた点もこうしたことにかかわる［拙著『ケアを問いなおす』参照］。すなわち、戦後の健康転換（疾病構造の変化、医療技術の高度化、病院化）のなかで、死の看取りはもっぱら医療空間のなかでおこなわれるようになり——すでに述べたように、現在、病院での死亡は死亡全体の約八割を占めるが、昭和三〇年には一五％、昭和四〇年でも二九％に過ぎなかった——、しかもそのこと以上に、戦後の日本が「死や死生観そのものについて語ったり、教育したりすること」を忌避してきたことも加わって、こうした「死の医療化」は、諸外国に比べても特に強いものになっているのではないか、ということである。

◆「ケアの受け手」としてではなく

この結果、死の看取りないしターミナルケアについても、

（a）ターミナルケアを行う者（ケアする者）＝医療者

（b）ターミナルケアを受ける者（ケアされる者）＝一般の者

という、一種の〝二極分化〟のような事態が進行した。すなわち、「ターミナルケアを提供するのはもっぱら医師を中心とする医療者であり、一般の者がターミナルケアにかかわるのは、もっぱら〝受け手〟としての立場においてである」というような理解のしかたである。

しかし「死の看取り」とは、繰り返すように、本来文化全体にかかわるような、すべての人に開かれた営みのはずである。現在は、ターミナルケアを本来のもっと開かれた姿に転換していくべき時代なのではないか、というのが私の問題意識であり、これが前著でも述べた「死は医療のものか」という問いの根底にあるものである。

こうした点に関し、日本に在住されているキリスト教の神父であるヤン・バン・ブラフト氏の次のような指摘は、示唆するものを含んでいるように思われる。

死に直面する人たちが、いつもより精神的な支えを必要としています。……キリスト教では、そしてたいていの西欧では、人がほんとうに臨終の時になると、必ず牧師や神父がその所に行くわけです。それは昔からの習慣で、今でも続いています。病院の中でももちろんそうです。

そういうキリスト教圏の人の死に方と日本における死に方との間に、だいぶ大きな違いがあると思います。日本では、……死ぬ時に、日本人はほとんどお医者さんの手に委ねられています。そしてお医者さんは、他の者の干渉をみな断るという態度をとっているわけです。幸いに、西洋ではそういう態度は少ないのです。西洋のお医者さんは、神父とか牧師さんを歓迎します。お医者さんには、物質的な支えばかりではなくて、精神的な支えが必要だと、そういう昔からの考え方が、幸いにまだ残っています。

〔ヤン・バン・ブラフト「キリスト教神学から見た生と死」、田代俊孝『現代人の死生観』所収〕

当然のことながら、こうした精神的な支えがターミナルケアにおいて本質的な意味をもつことは文化を超えてあてはまることであり、それはまた専門の聖職者に限られるものではない。すべての者が、たんにターミナルケアの「受け手」としてではなく、ターミナルケアそのものにかかわっていくのが本来の姿ではないかと私には思える。

もちろん、ターミナルケアのうち医療技術の部分にのみ着目し、その内容や定義を明確にしつつ、その質の向上を図っていくことは重要である。しかしターミナルケアを広く「死の看取り」と解するとき、ターミナルケアはたんに医療技術の問題だけに尽きるのでは決してない。こうした意味で、ターミナルケアというものを、生活全体の支援、精神的なケア、死生観、宗教等々を含んだ広がりをもつものとしてとらえ、考えていくことは、いまの日本に何よりも求められている方向性ではないかと思えるのである。

2 超高齢化時代におけるターミナルケア

「福祉のターミナルケア」

ここで、本章の初めに指摘したような背景から今後大きなテーマとなると考えられる高齢者（特に七五〜八〇歳以上の後期高齢者）のターミナルケアについて基本的な視点を述べておこう。

筆者は、これからのターミナルケアにおいては、「福祉のターミナルケア」とでも呼びうるような、従来のターミナルケアよりも広い視点が必要なのではないかと考えている。

◆増加する特養での看取り

それはさしあたってまず次のようなことである。すでに述べたように、これからの時代においては、〝長期にわたる介護の延長線上〟にあるような看取りが大きく増加し、そのような場合には、狭義の医療のみならず、介護など生活面のサービス、家族への支援を含めたソーシャル・サポートといったものの重要性が非常に大きくなる。したがってこれからのターミナルケアにおいては、医療と福祉（＋心理）の連携を含めたより総合的なアプローチが求められていると思われる。こうした問題意識から、筆者らは数年前、「福祉のターミナルケア」と題する国内外の調査研究をおこない、調査結果と提言を報告書としてまとめた。

このうち国内調査は、わが国の特別養護老人ホーム三六二施設を対象としたアンケート調査で、特養におけるターミナルケアへの取り組みの現状や課題、政策的支援への要望等を調査したものである。そのごく一部をここに示すと、**図表Ⅳ・4**は現在における特養のターミナルケアへの取り組みを示したものであり、すでに何らかのかたちでターミナルケアに対する取り組みをおこなっているという施設が三割強を占めていた。

また、「行政や施策に対する要望」としてあげられたものを整理すると、

図表Ⅳ・4　特別養護老人ホームでのターミナルケアについての対応

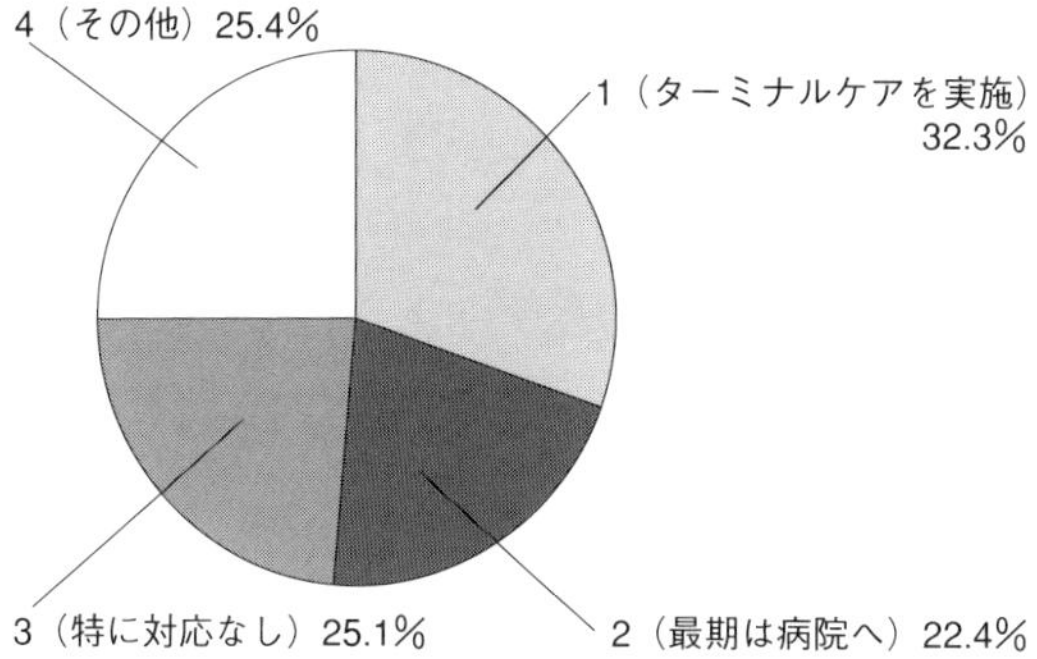

(a) スタッフ配置……配置基準の見直し（看護職員の増員）など

(b) ハード・環境面……家族が泊まりながら看取る居室等への支援、ターミナルケア個室整備など

(c) ソフト面……ターミナルケアに関する研修の実施、ターミナルケア・マニュアルの作成など

(d) その他……特養における医療行為の位置づけの整理（栄養補給、水分補給、酸素吸入等）

といった点があげられた（アンケート調査では、特別養護老人ホームに勤務する看護職からの声が多く寄せられたことも付記しておきたい）。これらは今後増えるであろう特養でのターミナルケアを、十分な質をともなうものとするためにぜひとも必要な政策的支援で

あると思われる。

なお、イギリスおよびスウェーデンでおこなった海外調査についてはここでは省略するが、イギリスのホスピスは制度上の位置づけとして「病院 hospital」ではなく、「ナーシングホーム」である、という点は特に明記しておきたい（このことは案外知られていない事実であると思われる）。イギリスのホスピスにおいて、看護職の役割が非常に大きいことのひとつの背景がこの点にあると考えられる（日本ではもちろんホスピスは病院（の一部）である）。★

★このことに関連して、これもあまり知られていないが、日本で特別養護老人ホームが制度化された当時（昭和三八年の老人福祉法制定時）、当初はその名称を「看護」老人ホームとする案となっていた、という興味深い事実がある（まさに英米の「ナーシング」ホームがモデルとして考えられていたのであろう）。ところが、〝福祉の体系に看護が組み込まれるのは望ましくない〟との（看護界を含む）強い反対意見があり、日本の老人ホームは、結果的に名称も「特別養護」老人ホームとなり、いわば「純然たる福祉施設」として位置づけられることとなった［森幹郎『老人問題解説事典』中央法規出版、参照］。

このことは、**日本においては「看護職」が運営の主体となるような施設類型がない**、ということを意味している（後に昭和六二年につくられた「（医療と福祉の）中間施設」たる老人保健施設についても、実質的にはナーシングホームと重なる面が大きいものであるが、あくまで医師が管理者であり、「看護施設」といった名称は使われなかった）。このことの功罪はここでは論じないが、このような背景からも、「ナーシングホーム」に厳密に一対一対応するような施設類型は日本にはないと考えたほうが妥当である（イギリスやアメリカのナーシングホームは、営利・非営利を含む民間施設であり、職員配置やそこでのサービスの性格（医療の程度等）などきわめて千差万別で、実態上日本の特養と変わらないものも多いが、基本的には「医療」

施設として考えられている）。いずれにしてもイギリスのホスピスは、そのような「ナーシングホーム」の一種なのである。

ここであえて私見を少し述べるならば、筆者は日本にも「看護ホーム」といった性格の施設、つまり看護職が運営の中心となるような施設類型が本来あってよいと考えるし、同時にまた、特に高齢者ケアの比重が大きくなり、また第Ⅰ章でも指摘したように病院が数においても大きく減少していくこれからの時代は、看護職が、（在宅と並んで）特別養護老人ホームなどの福祉施設をその主要な「職場」のひとつとして積極的に考えていってよいと考えている。

◆大きい見取り図のなかでターミナルケアを考える

ところで、いま述べたのは特別養護老人ホームについての話であるが、これからのターミナルケアにおいて重要なのは、たとえば特別養護老人ホーム「だけ」を切り離して考えるのではなく、むしろ病院や老人保健施設、在宅等を含んだ全体像、つまり（第Ⅰ章でも述べたように）「医療－福祉」、「施設－在宅」の全体を視野に入れたうえで、ケアの姿を考えていくという点である。

このことはすなわち、「死に場所の〝選択〟の多様化と拡大」ともいうべき方向とも重なってくる。先にイギリスと日本の死に場所の比較を見たが、今後は日本でも、ターミナルケアの提供される場所が、病院から、在宅（この場合、医療のみならず在宅福祉サービスを含む）ひいては福祉施設（老人ホーム、グループホームなど）にまで広がり多様化していくことが確実に予想される。したがって、今後はターミナルケアについても、（第Ⅰ章で述べたように）「医療－福祉」、「施設－在宅」の全体を含む大きな見取り図のなかで考えていくことがきわめて重要となっている。そのことを示したのが**図表Ⅳ・5**である。

こうしたなかで、一方では、それぞれの場所でのターミナルケアに対する総合的な支援政策（経済面を含む）が展開されていく必要がある。これを私たちの報告書では「政策としてのターミナルケア」と呼んだ★が、それは具体的には、

（a）在宅ターミナルケアへの診療報酬上の評価の拡充
（b）難病患者等に対する在宅福祉サービスの充実
（c）デイ・ホスピス（通所型のホスピス）への支援
（d）特別養護老人ホームにおける人員配置の充実や家族が泊まりながら看取る居室の整備等々である［拙著『ケアを問いなおす』参照］。

なお、福祉サイドにそくしていえば、これまで社会福祉の領域は、医療とはまた別の意味で、その関心をほぼもっぱら「生きていくことに関する援助」に向けてきた。加えて、先に述べたような事情（日本における死の医療化という状況）も手伝って、福祉サイドはターミナルケアという問題に正面からかかわってこなかったのが実情である。今後は社会福祉教育における「死の教育」ということを考えていくことが大きな課題であると思われる。

★終末期における医療費

ところで、終末期における医療費はどのようになっているのだろうか。現在ある程度まとまったデータとしてあるのは高齢者（七〇歳以上）についてのものであるが［たとえば『老人医療レセプトデータ分析事業一九九四年度研究報告書』一九九五年］、ここからある程度終末期医療費の一般的な傾向を見ることはできる。ちなみに

図表IV・5　ターミナルケアをめぐる今後の方向

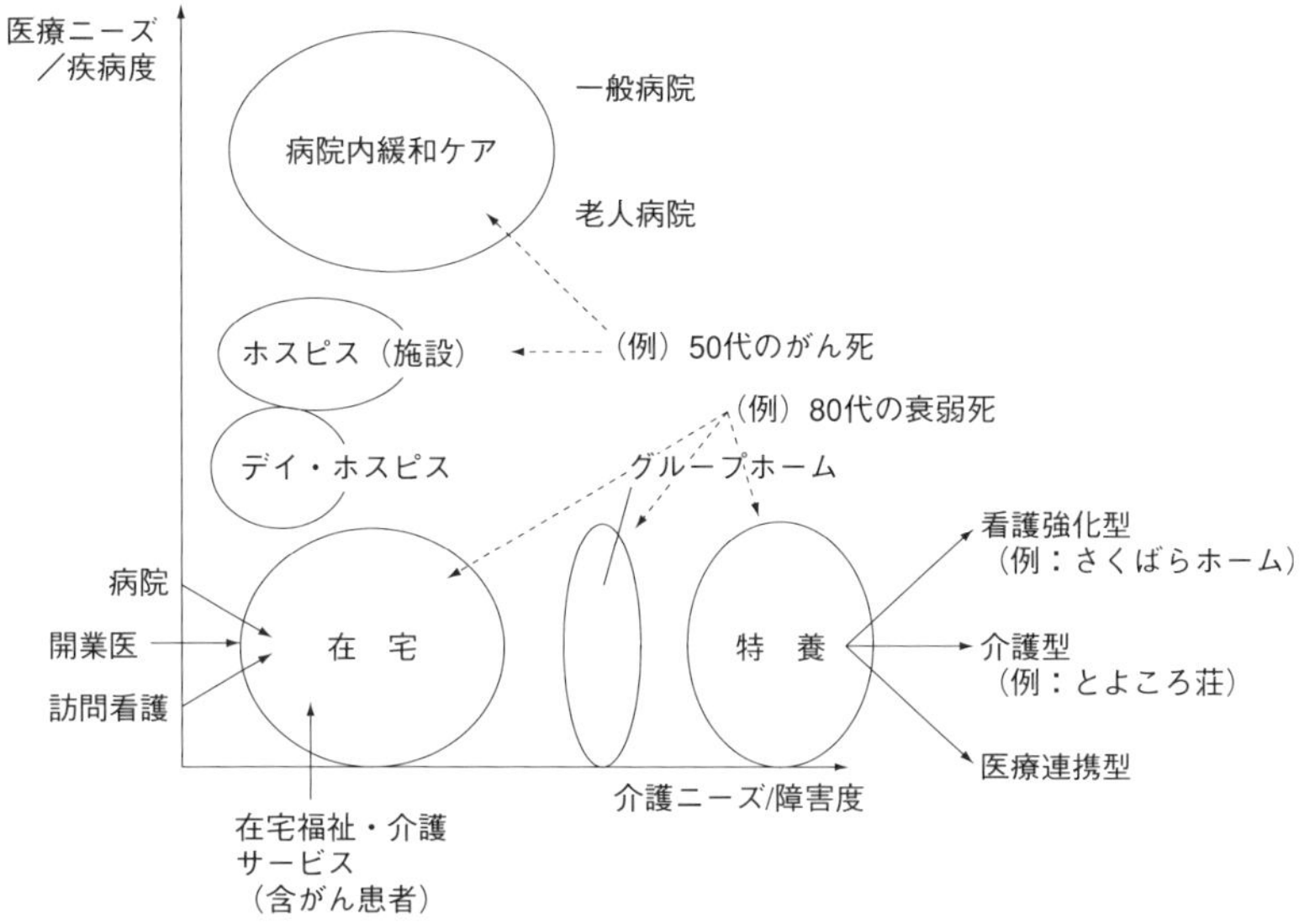

図表IV・6　診療行為1日あたり医療費

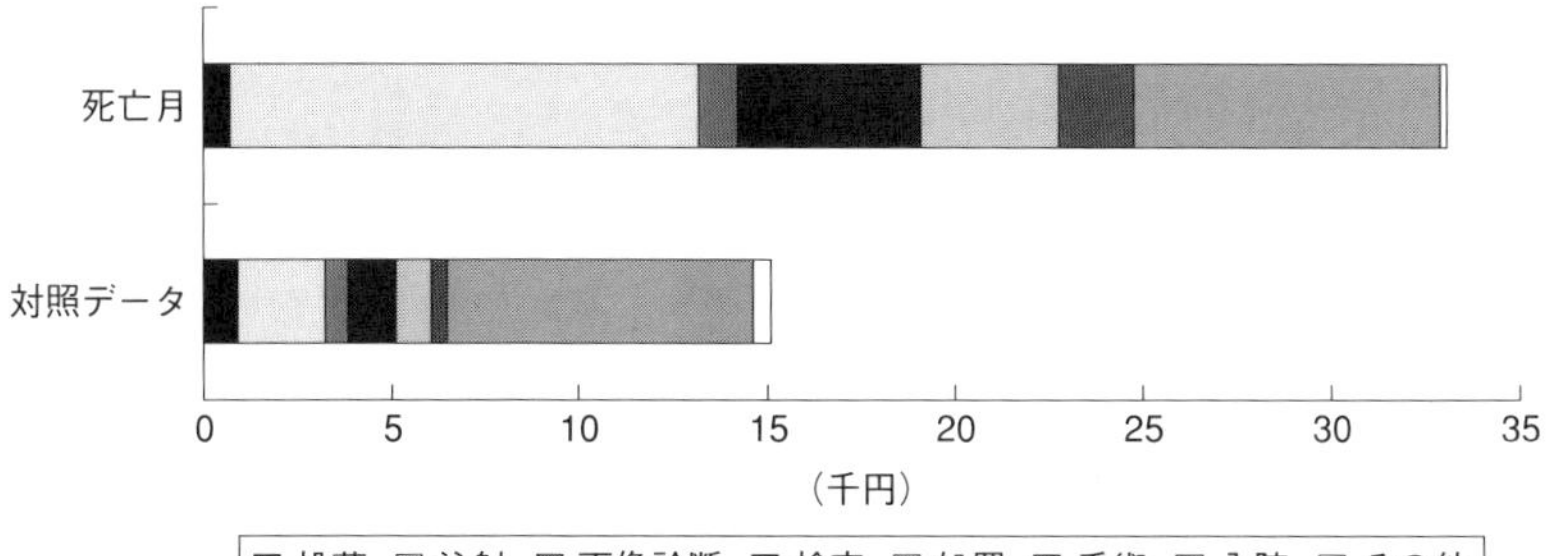

（出所）府川哲夫ほか「老人医療における死亡月の診療行為の特徴」,『日本公衛誌』41(7)号, p. 603

現在、わが国の死亡者全体の六五%は、七〇歳以上の高齢者となっている。

まず、おこなわれる医療ないし診療行為の内容に着目して終末期医療のパターンを見たのが**図表Ⅳ・6**である。同図は死亡月の診療行為別医療費の内容と、通常の場合のそれを比較したものであるが、死亡月の場合、特に多いのは「注射」と「検査」である。さらに、同図には示されていないが、その内容をくわしく見ると、注射では中心静脈栄養注射が、検査では呼吸監視装置が、処置では酸素吸入、人工呼吸、心臓マッサージなどが際立って大きいものとなっている。これらは積極的な治療のための診療行為というよりは、いわゆる延命医療の代表的なものである。もちろんこれは一般的な傾向を示したものに過ぎないし、さらにその評価については意見の分かれるところであるが、こうした終末期医療費についてのデータは、ひとつの断面からではあれ、現在のターミナルケアの姿を客観的なかたちで映し出すものであるとはいえるだろう［鈴木玲子「延命医療コスト点検を」、『日本経済新聞』経済教室、一九九五年五月三日参照］。

高齢者のターミナルケア

◆ガイドラインの整備を

ターミナル期におこなわれる医療行為の内容という点ともかかわるが、今後は、高齢者のターミナルケアについて、医療技術そのものに関する部分についてきちんとした検証をおこない、必要に応じてガイドライン等を整備し、恣意的な医療サービスがおこなわれない方向での対応を進めていくことが大きな課題と考えられる。

こうした点に関して参考になるのは、アメリカにおける試みである。一九八七年にアメリカ連邦議会の技術評価局（OTA）がまとめた報告書『生命維持装置と高齢者 *Life-Sustaining Technologies and the Elderly*』では、代表的な生命維持技術として、心肺機能蘇生法（CPR）、人工呼吸器、人工透析、栄養補給（経管または静脈）、感染への抗生物質使用の五つが取り上げられ、これらの技術がしばしば患者や家族の意思とは無関係におこなわれ、しかもその使われ方が恣意的なものであるとの調査結果が明らかにされた。そしてさらにこれを受けて、各医療機関において、生命維持技術の実施に関するきちんとした要綱（プロトコール）を作成すべき旨の報告書が出されている［*Institutional Protocols for Decisions about Life-Sustaining Treatments*, 1988］。いずれにしても、高齢者のターミナルケアに関する個々の技術にそくして、純粋に医学的な視点からの評価や透明化が図られていくべきなのである。

さらに、こうした「高齢者のターミナルケアに関する医療技術の評価や透明化」ということに関しては、次の二点を指摘しておきたい。

第一は、こうした作業を進めていくにあたっては、「老年医学」というものの確立と発展がきわめて重要である、という点である。最近では、老年医学ということを正式に掲げる講座が見られるようになってきているが、なお未発達であることは否めず、また、老人医療というものがある意味で「現場先行的」に展開してきたこともあり、「臨床と研究」とのあいだに十分な連携や意思疎通がおこなわれているとはいいがたい状況にある。いずれにしても、老年医学の確立と発展は時代の要請であり、そのなかで高齢者のターミナルケアにおける医療技術の評価や質の向上がきちんとした形で進められていくべきである。

第二は、以上の点とも不可分であるが、高齢者のターミナルケアに関する医療技術のあり方について、医療界内部（あるいは医師内部）での議論を蓄積するとともに、それをできるかぎりオープンな形で議論する場を設けていくことである。すでに指摘されていることであるが、そうしたピア・レビュー（同僚の間での評価）的な議論が日本の医療界あるいは医師集団のなかではあまりにも欠けている。

◆「タブー」の時代は終わった

がんのターミナルケアについては、関連学会も多く設立され、医療技術面を中心に多くの知見や議論の蓄積がなされてきた。これと同様のことが、今後は高齢者のターミナルケアに関してもおこなわれていくべきであろう。そうした意味では、たとえば筆者も一度参加する機会があった、「老人の専門医療を考える会」主催の一般人も含めた公開シンポジウムのような試みは意義あるものと考えられるし、こうした議論は今後いっそうおこなわれていくべきだろう。

ちなみに同シンポジウムにおいて、中川翼氏（定山渓病院院長）は、高齢者のターミナルケアに関するいくつかの詳細な事例にそくした報告をおこなった後、「こうしたことを表立って議論することは、つい最近まではほとんどタブーのようなことだったので事例紹介をすること自体に相当勇気が必要だった。しかし、今日の反応を見て、こうしたテーマをオープンに議論する期が熟してきているのを感じた」という趣旨のことを述べられていた。「後期高齢者の死亡の増加」という時代背景を踏まえれば、高齢者のターミナルケアに関する医療技術を検証し、その評価や透明化を図っていくことは時代の要請といえる。

なお、医療技術以外の面については、たとえば心理面、家族関係を含む社会的な側面等々について、老年心理学や社会科学的な視点からの研究が今後進められていく必要がある［このうち老人の死に対する意識や看取りの環境など心理面をめぐる諸課題については、たとえば井上勝也「老人と終い」、『老年心理学』朝倉書店、一九九三年などを参照］。こうした面の研究はなお大幅に未成熟である。

◆ターミナルケアの「ケアマネジメント」を

同時に、こうした問題を考えていくと、それは介護保険とも深くかかわってくることになる。「介護保険とターミナルケア」というテーマは、これまで述べてきたような後期高齢者の死亡の増加、あるいは長期の介護の延長線上にある看取りの増加ということを踏まえると非常に重要な課題になるはずの論点であるが、これまでのところほとんど議論がおこなわれていない。

ではこうしたターミナルケアをめぐる課題と介護保険とはどのような関係に立つのであろうか。

まず、今後はすでに指摘したようにターミナルケアにおける医療と福祉の連携ということが大きな課題となる。その結果、これから重要になってくると思われるのは、いわば「ターミナルケアのケアマネジメント」ともいうべきアプローチである。

ターミナルケアの提供内容やおこなわれる場所が、先に述べたように「医療‐福祉」、「施設‐在宅」の全体を含むかたちで多様化してくると、さまざまなサービスや幅広い職種・スタッフを適切にコーディネートしていく役割が強く求められてくる（特に看護職や社会福祉士がそうしたコーディネーター役として重要となっていくと思われる）。そうしたケアマネジメントの考え方をターミナルケアについても取り入れ、また支援していく必要性が高まっているのではないだろうか。

◆介護報酬での評価を

また、特別養護老人ホームにそくしていえば、介護保険の施行と並行して医療と福祉の制度上の境界がますます連続化していくなかで今後特養の「多様化」が進み、そうした状況の下で、ターミナルケアについても、積極的な取り組みをおこなうところから、基本的に病院への移送を主とするところまで、多様化が進むものと考えられる（実はイギリスのナーシングホームも、こうした多様化が進んでいる）。そして、その点を踏まえてなお、今後特養における死の看取りは全体として着実に増えていくものと考えられ、この点を十分配慮した政策的対応が求められている。

具体的には、やはり介護報酬におけるこの点への十分な評価が求められる。特に、終末期には医療面を含め明らかに「ケアの密度」が高くなること（この点は、病院におけるターミナルケアの流れとはパターンが異なる）を踏まえた支援が必要である。たとえば、終末期のケアに着目した加算（点数）、医療機関との連携の評価、個室整備などへの評価、スタッフ体制を厚くしている場合への評価、在宅ターミナルケアの評価（医療保険との整理を含む）、家族へのサポートの評価（ソーシャルワーク的機能の積極的評価）といった点が課題となろう。

このほか、特別養護老人ホーム、老人保健施設および療養型病床群という介護保険関連施設のなかで「高齢者の死の看取り」をめぐる役割分担をどう考えていくかという点、また、病院の在院日数短縮の動きが進むなかで在宅とのきちんとした連携をどう図っていくかという点など、多くの課題が存在している。

要するに、病院でのターミナルケア、「医療」に関するターミナルケアだけを考えればよいという時代ではもはやないのである。こうした意味でも、ターミナルケアと介護保険というテーマについて正面からとらえ、しっかりとした議論をしていくことが求められているのではないだろうか。

3 ターミナルケアと死生観

本章でのここまでの記述をふりかえると、「死亡急増時代」、提供者中心の視点からの脱却といった、これからのターミナルケアに関する基本的な視点について述べ、また超高齢化時代におけるターミナルケアという観点から若干の議論をおこなった。しかし、つきつめていえば、これらはターミナルケアをめぐる、いわば「外面的」な論点であって、筆者自身は、ターミナルケアの「本質」ともいえる主題は、もっと先のところにあると考えている。それは端的にいえば「死生観」ということであり、あるいはまた、「死そのもの」をどう理解するかという、もっとも根源的なテーマである。

これについては、筆者としては別途公刊予定の「時間」を主題とする本のなかで正面から掘り下げていきたいと考えているが、ここでは「(ターミナル)ケア」というテーマにかかわるかぎりで重要と思われる点について私見を述べてみたい。

死生観の空洞化

まず確認的に述べると、筆者がここで述べている「死生観」とは、簡潔にいえば、「宇宙や生命全体の流れのなかで、個(私)の生や死がどのように位置づけられ、どのような意味をもっているか、ということについての考え(コスモロジー)」とでもいったものである。もっと単純に、「私はどこから来て、どこに行くのか」という問いに対して何らかの答えを与えるもの、といってもよいだろう。

その内容がどのようなものであるかはひとえに個人に委ねられるが、そうした何らかの死生観をもち、「死というものの意味」を自分にとって納得できるかたちで位置づけ受け容れていくことは、ターミナルケアのもっとも本質的な部分をなすと筆者には思われるし、逆にこのことを抜きにしてターミナルケアについて千の言葉を費やしても、それは表面的なものにとどまってしまうのではなかろうか。

時代認識という点にそくしていえば、このようなテーマを、戦後の日本社会は明らかに脇に置いてきた。つまり、すべてが「経済成長」あるいは「物質的な富の拡大」という目標に収束するような社会のなかで、また戦前に対する反動ということも手伝って、ともかく「生」の充実を図り、また「生」の拡大を実現するのが価値あることであって、死そのものについてあれこれ考えたりすることは無意味なことである、といった価値観や発想が浸透していったのが戦後の日本であったと思われる。あえていえば、戦後の日本人にとっては、「経済成長(ないし物質的な富の拡大)」という目標が、一種の〝宗教〟あるいは信仰のようなものとして機能した、とさえいえるかもしれない。

こうした点に関して、心理学者の河合隼雄氏は次のように述べている。

> もともと日本人は死ぬことばかり考えていた。「武士道と云ふは死ぬ事と見付たり」という言葉もあったし。戦争中は、死ぬことばかり考える悪い時代の典型だった。戦後はその反動で、生きる方へ振れた。日本人はますます伝統を忘れ、死を考えない珍しい時代が続いた。

人間が生きていくには、宗教をもう一度考え直さないといけない。最近、この問題に関心が高まってきたが、これから、ますますそっちに行く。日本は宗教的な訓練をやらなさ過ぎるが、これから、だれがどこで宗教の教育や訓練をするのかが大問題になる。

〔河合隼雄「震災と心のいやし」、『日本経済新聞』一九九六年六月二二日〕

◆アニメや音楽が大きな役割

もちろん、先に述べたように「生の充実、拡大」ということをすべての目標としてきたおかげで、戦後の日本は（少なくとも経済という面では）ずいぶんと豊かになったのだし、そうした物質的な豊かさの実現ということ自体は、ひとつの大きな達成として肯定的に評価されるべきものであろう。しかし同時に、ある時期から顕著になってきたのは、筆者が見るかぎり、端的にいえば**「死生観の空洞化」**ともいうべき事態であると思われる。つまり、「死の意味」をどう理解し、受けとめたらよいのかがまったく見えない、わからないという状況であり、そのことはただちに、「生きている」ことの意味や手ごたえがつかめない、という感覚と不可分のものなのである。

このことは、年齢が下降するほど顕著なことであって、特に若い世代において「死」というものをめぐる根底的な揺らぎが生じているのは、昨今のさまざまな事件のことに言及せずとも確かなことであると思われる。筆者自身の主観的な印象としては、ちょうど私くらいの世代、つまり生まれたときからすでにある程度の豊かさのなかで育ち、「物質的な富の拡大」というゴールが、全力をかけて取り組むような目標ないし動機づけとしてはとても感じられなくなったような世代から、いま述べたような傾向（死生観の空洞化や生のリアリティの希薄化）は現れはじめ、こうした傾向は、現在の一〇〜二〇代前後になるとよりはっきりとしたものとなっているように思われる。

実際、筆者は大学での講義やゼミなどで死生観に関するテーマをしばしば取り上げることがあるが、程度の差こそあれこうした話題に関する学生たちの関心は相当高いものがある、という印象をもっている。特に、現在ではなお中学や高校などの教育の場で正面から死生観や宗教の問題を取り上げることが、しばしばタブーのように扱われる傾向がある。

つまり死生観や宗教に関するテーマが「公」的な場から追い出されているのである。そしてそのぶん、私が見るかぎり、たとえばアニメや音楽といった、ある意味でサブカルチャー的なものが、日本においては子どもに生や死の意味を考えるうえで大きな役割を担っていると思えるのである。「死や生の意味といったことについて親や学校の先生は正面から何も語ってくれなかった。そうしたことをいちばん教えてくれたのはたとえば手塚治虫の漫画（アニメのエヴァンゲリオン、ミスチルの音楽等々）だ」と言う学生は少なくない。

二つのライフサイクル・イメージ

では、そうした死生観というテーマについて、私たちはどのような視点からアプローチし、また最終的にそうした死生観としてどのようなものをもつことがありうるのだろうか。

ここで、死生観という点を考えるうえでの手がかりとしたいのは、第Ⅲ章で述べた「ライフサイクル」というものについてのとらえ方である。

確認的に述べると、ライフサイクル、つまり人が生まれ、生き、そして死んでいくその全体のプロセスについて、特にそれを「時間」というものについての認識という観点から見るとき、大きく二つの理解のしかたがあるように思われる。ひとつは「A　直線としてのライフサイクル・イメージ」であり、いまひとつは「B　円環としてのライフサイクル・イメージ」である（第III章の**図表III・4**を再び参照いただきたい）。

前者の場合、人生とは基本的に「上昇・成長、進歩する線」のようなものとしてイメージされる。こうした像においては、「老い」とは基本的にネガティブなものとして意識され、また、「死」とはいわば墜落・落下の先の「無」、敗北というイメージが強くなる。一方、後者の場合、生とは〝生まれた場所からいったん大きく弧を描き、また「もとの場所」に還っていく〟円環としてとらえられる。この理解においては、「生まれた場所」と「死にゆく場所」とは同じところに位置し、したがって「死にゆくこと」はまったくの未知の領域への移行ではなく、むしろ「（もといた場所へ）帰っていく」ようなものとして意識される。また、老いはひとつの成熟ないし「成就」としての意味をもちうることになる。

ふり返ってみれば、戦後の日本は、おそらく基本的にAのような上昇・拡大する人生イメージを共有しつつ、しかしその果ての死の意味そのものについてはいっさい語らないようにしてきた社会であった、といえるのではないだろうか。しかし経済成長・拡大という、これまでの日本社会全体を支えていた「タガ」が緩み、あるいは「求心力」が失われ、そうした考えのみではとうていやっていけない状況となりつつある。これが現在の日本の置かれた状況であると思われ、まさに「死生観の再構築」ということが求められているのである。

◆その「時間観」を比較する

ところで、これまでこうした死生観に関する主題にもっとも深くかかわってきた領域は、いうまでもなく宗教の分野である。言い換えれば、「人々に何らかの死生観を提供する」という機能こそ、宗教というものが果たしてきた主要な役割であった。そして、そうした場合の死生観もまた、いま述べた「ライフサイクル」ないし「時間」というものについての理解ということと深く関係しているように思われる。

たとえばキリスト教の場合、すでにさまざまなかたちで論じられてきているように、基本的にその時間観は「直線的」であり、したがってAのような理解に重なってくる。そして、こうした直線的なイメージが、「個人」の人生とともに、世界、あるいは宇宙全体についても適用される。つまりそれは、(神による)宇宙の創造から、すべての歴史を経て世界の終わり=「終末」へと至るひとつの大きな物語である。そしてここでもっとも本質的な点は、世界はそのようにしてただ終わるのではなく、終末の時における最後の審判を経て、人は救済され、復活し、再生して「永遠の生命」を得る、ということである。

個人の死生観ということにそくしていえば、たとえば私が人生を終えていったん死ぬとしても、それは最終的なものではなく、あるいはそこで「無に帰する」ということでは断じてなく、世界のすべての終わりにおいて私は再生し、もっとも根源的な意味での救済を得るのである。

一方、仏教の場合には、その時間や生死についての理解はよりB(円環的なライフサイクル・イメージ)に近いものといえると思われる。

そこでは、この生の世界の全体は、善も悪もすべてが相互に影響しあいながら変化していく「輪廻転生」のプロセスとして理解される。そしてここで重要なことは、仏教の場合、そのような輪廻転生のプロセスのなかから離脱し、いわばそうした時間の流れを超え出た場所に到達すること（＝解脱）が究極の目標であり、価値であると考えられている、ということである。いま〝時間の流れを超え出た場所〟という表現を使ったが、それが涅槃《ねはん》（ニルヴァーナ）ということになる。ちなみに、仏教に「一切皆苦」という言葉があるが、これは（不条理な病いや老い等々をともなう）人生ないしこの世界は究極において「苦」であるという理解であり、このように、この世界（現世）についていったんはネガティブな理解をするという点で仏教とキリスト教（といった高次宗教）は共通している。

◆「永遠」へのつながり

以上、「時間」についての理解ということを中心に、きわめて簡潔に、また単純化されたかたちでキリスト教と仏教の世界観ないし死生観を対比したが、これについて読者の方はどのような印象をもたれたであろうか。私としては、両者の違いあるいは対照的な面以上に、ここではむしろその「共通性」という点に目を向けてみたいと思う。

共通性とは、キリスト教も仏教も、「死と再生」あるいは「永遠の生命」というモチーフ、言い換えれば**「死は単純な無ではない、あるいは終わりではない」**ということを共通にもっている、という点である。先ほど述べたように、キリスト教は（直線的な時間のイメージに立ったうえで）「終末における救済」を、仏教は（円環的な時間のイメージに立ったうえで）「輪廻転生からの離脱」ということを究極の目標とし、志向する。つまり、単純化して示すならば、

	（時間観）	（求められるもの）	
・キリスト教	直線的	終末における救済	死　→復活→永遠（の生命）
・仏教	円環的	輪廻転生からの離脱	輪廻→解脱→永遠（の生命）

という構造となっている。けれども、その内容的な相違を超えて、個人の死がたんなる無や終わりではないこと、言い換えれば、死の先にある「再生」、あるいはこの世界の「時間」を超えた「永遠（の生命）」を志向している、という点においては、共通していると思えるのである。

「スピリチュアリティ」の次元

次のように言い換えてもよいかもしれない。

人間は、時間ということに関して、基本的にふたつの志向性をもっている。ひとつは「未来志向性」ということであり、もうひとつは「現在充足性」ということである。前者は、かりに現在がいかにさまざまな困難をともなうつらいものであっても、未来に対する「希望」をもち、それを支えとしながら現在を前向きに生きていく、という態度である。一方、後者は、身体的な心地良さから芸術や文化的活動といったことを含めて、文字どおり「現在」をありのままに楽しみ、生を享受する、という態度である。

こうした人間のもつふたつの志向性との関連で見ると、キリスト教の場合には、人間の未来志向性ということに中心的な関心を置き、そのうえで、そうした未来の究極に「永遠の生命」を、あるいは救済ということを位置づける（逆にいえば、未来志向性ということをつきつめて考えていくと、個人の生にとって最終的な未来ないし終着点は「死」以外の何ものでもないのだから、死が何らかの意味においてプラスの価値をもつものでなければ、私の生の全体がその意味を失ってしまうことになる）。

他方、仏教の場合は、むしろ人間の「現在志向性」に基本的な関心を向け、そうした「いま」を根源まで探っていった先に、いわば宇宙の究極的な生命（いのち）というべきものを見出し、そのような宇宙生命との一体化を志向する。

つまり、私たちが生きているこの生の世界の全体を支えている究極的なよりどころあるいは価値を、キリスト教の場合はいわば「究極の未来」に求め、仏教の場合はいわば「現在の根源」に求め、両者ともそこに「永遠（の生命）」という、時間を超えた価値を見出す。それは、ある意味では際立って対照的な、正反対の方向ともいえるが、**けれども両者（キリスト教と仏教）は、私たちの生がたんに「人生の中の時間」に尽きているのではなく、それを超えた、あるいは生の全体を意味づけるより根源的なものによって支えられている、という認識において共通している**のである。

私自身は、ここでは両者の相違よりも、むしろそうした共通性に注目したい。なぜなら、つまるところ人間は「未来志向性」と「現在充足性」の双方の志向をもつ存在であり、キリスト教と仏教は、それぞれその一方に中心的な関心を向けながら、その果てに――キリスト教の場合は時間軸上の終局点の果てに、仏教の場合はそうした時間軸のいわば根底に――、人間にとって「永遠」なるものを見出し、それに表現を与えていると考えられるのであり、アプローチや位置づけのしかたは異なっていても、究極的に確かめようとしているものそれ自体は同じと思えるからである。

こうした点は、最近さまざまな面から関心をもたれている「スピリチュアリティ」というテーマとつながってくると思われる。

たとえば昨年（一九九九年）、ＷＨＯ（国際保健機関）における「健康」の定義に、（これまでの「身体的physical　精神的mental」ということと並んで）**「スピリチュアリティ spirituality」**という次元を追加することが提案され、多くの反響を呼んだ。もちろん、この背景には、終末期のケアというものが医療全体のなかで以前にも増して大きな重要性をもつようになっていることが関係している。そして、もしもそうした「スピリチュアリティ」ということが、個々の宗教の特定の教義といったことを超えた、あるいはそれらの根底に普遍的に存在する、根源的な何ものかを指すのだとすれば、筆者自身はまさにいま述べたこと、つまり「私たちの生の全体を、その根底において支え意味づけている根源的な何か」ということが、「スピリチュアリティ」ということの意味内容と実質的に重なってくると思えるのである。

「日本的霊性」――日本人にとってのスピリチュアリティ

いま述べたように、近年ターミナルケアなどの分野においてもスピリチュアリティということが活発に論じられるようになっている。そのこと自体はきわめて重要なことと筆者は考えているが、しかしながら、しばしばそうした議論が、ヨーロッパやアメリカ（のターミナルケアないし緩和ケア）でのスピリチュアリティをめぐる論議に直接影響を受けるかたちでなされているため、日本人にとってのスピリチュアリティ、あるいは日本的な伝統や歴史のなかでのスピリチュアリティということが十分に考慮されておらず、いわば伝統と切断されたかたちでの議論になっているように感じられることがある。

こうした点において、筆者から見てきわめて重要な意味をもつと思われる著作として、鈴木大拙の『日本的霊性』がある。

鈴木大拙（一八七〇―一九六六）は、いうまでもなく日本を代表する仏教学者であり、同時にその多くの英語の著作を通じて特に禅の思想を欧米に広く認知させるなど、ある意味では日本よりも海外においてよく知られている学者である。『日本的霊性』は、『禅と日本文化』などと並び、彼の代表的な著作のひとつといってよいと思われるが、考えてみると、その題名は（直訳すれば）文字どおり**「日本的なスピリチュアリティ」**ということである。そして、題名以上に、この著作は「日本人にとってのスピリチュアリティ」というテーマを考えていくうえで、きわめて重要な内容を含んでいると私には感じられる。

ごくエッセンスのみここで紹介すると、著者（鈴木大拙）はまず、「精神」、「たましい」、「心」といったことばが日本においてどのような意味で使われてきたかについて簡潔にふれながら、彼の言う「霊性」という（あまり聞き慣れない）ことばについて述べる。その基本的な趣旨は、精神と物質という二元的な対立を超えた次元、といった意味である。

そして、霊性と宗教との関係という点について、「霊性を宗教意識と言ってよい。ただ、宗教と言うと、普通一般には誤解を生じやすいのである。日本人は宗教に対してあまり深い了解をもっていないようで、或いは宗教を迷信の又の名のように考えたり、或いは宗教でもなんでもないものを宗教的信仰で裏付けようとしたりしている。それで宗教意識と言わずに霊性と言うのである」〔同書〕と述べ、また、「一般に解している宗教は、制度化したもの」とし、そのうえで「霊性」ということばを、個々の宗教を超えた、より普遍的なものとして用いている。まさに「スピリチュアリティ」と重なっているものといえよう。

そしてここからが彼の議論の中心部分であるが、その結論的な内容は、「霊性の日本的なるものとは何か。自分の考えでは、浄土系思想と禅とが、最も純粋な姿でそれであると言いたい」〔同書〕ということである。

つまり、歴史的に見ると奈良時代前後までは、神道や万葉の世界を含めて、日本人の宗教意識はなお素朴な自然信仰の周辺にとどまっていたし、時代が下がって平安のころは、貴族文化を中心に別の意味で現世肯定的な方向に世の中がふれ、かりに形式的には宗教と呼ばれるものがあったとしても、それは現世利益《りやく》的な性格にとどまるものであった。同時にまた、これらの時代においては、仏教もまたなお外来宗教としての、概念的な理解のレベルにとどまり、日本的な文脈、特に民衆レベルに真に根をおろした、固有のものとはなりえていなかった。

それが、鎌倉時代に至って、ひとつにはさまざまな社会不安というものを背景としながら、真の意味での「霊性」への志向が生まれ、またそれが日本の土壌に根ざした、独自のものとして深化され確立していった。それが（法然、親鸞らによる）浄土系の信仰と、（栄西、道元らの）禅というふたつの流れであり、そこに「日本的霊性」の実質的なルーツがある、というのが鈴木大拙の議論の大筋である。

◆日本人のなかにあるスピリチュアリティ

ところで、鈴木大拙がここであげている浄土系の仏教は、その「救済」への強い志向、徹底した「他力」と阿弥陀仏への絶対的な帰依、慈悲や「浄土」の思想等々において、（従来から指摘されてきたように）きわめてキリスト教と重なりあう内容をもつもので、〝もっともキリスト教に近い場所にある仏教〟といえるものである。そうした浄土系の信仰と、ある意味でその対極に位置し、逆にもっとも仏教らしい仏教とも言える禅仏教の基盤が、この時期の日本において同時につくられたというのはそれ自体興味深いことであり、このことは、先ほど述べた（キリスト教や仏教といった）個々の宗教の相違を超えた普遍的なもの、という主題とつながるように思われる。

つまり、個別の教義といったことではなく、スピリチュアリティという点に着目すれば、日本人は（浄土系思想に見られるような）キリスト教的な志向と、（禅に見られるような）仏教的な志向の双方をもっているともいえるのではなかろうか。そして、これは先述の未来志向性と現在充足性ということを踏まえれば、実は人間に普遍的なこととも考えられる（また、「死生観や社会そのものの混乱」と、そこから生まれてくる新たな価値やスピリチュアリティへの強い希求といった面で、現代の日本が鎌倉時代の社会・思想状況と意外な類似性をもっているのではないか、といった見方も可能かもしれない）。

そしてさらに、「日本人の宗教意識あるいは日本的霊性は、鎌倉時代に浄土系思想と禅とによって明白に表れ、そうした観念が現在にまで及ぶ」とする鈴木大拙の議論は、しばしばなされる**〝日本人はもともと無宗教である〟といった議論の根拠のなさ**を明らかにしてくれるのではないだろうか。

おそらく、日本人は無宗教である、といった言い方は、戦後の、特に高度成長期以降によくいわれるようになった言い方ではないかと思われ、それ自体が「すべてが世俗的な価値におおわれた」時代の反映であったのではないか。少なくとも、スピリチュアリティという点に着目するかぎり、むしろ日本には民衆レベルに深く根をおろした伝統や独自の思索が存在してきたのであり、私たちはそうした歴史を忘却してはならないのではないだろうか。

いずれにしても、「スピリチュアリティ」ということについて論ずるとき、それをたんに欧米の議論を輸入するようなかたちで考えるのではなく、日本的な、あるいは日本人にとってのスピリチュアリティとはどのようなものか、そしてそうしたスピリチュアリティということに関して、（鈴木大拙のような論も含めて）日本はどのような歴史的伝統をもってきたのかという点を「再発見」していくことは、戦後そして現在の日本のように、いったん伝統というものと完全に切断された社会において、特に重要なことではないかと思えるのである。

4 深層の時間とターミナルケア

死とはたんなる「無」なのか

本論に戻ろう。以上のような考察から、「ターミナルケアと死生観」という私たちのここでのテーマにとっての、いくつかの基本的な手がかりが得られるように思われる。

確認すると、すでにふれてきたように、筆者自身は、ターミナルケアにおいてもっとも重要なのは、「死」そのものをどのように理解するか、という点にあると考えている。

そして、以前別のところでも述べたことであるが〔拙著『ケアを問いなおす』〕、そうした「死」そのものの理解において本質的なことは、したがってターミナルケアにおいて本質的なことは、いわばその人にとっての**「たましいの帰っていく場所」**ともいえるものを見出し、確かめることではないかと考えている。言い換えれば、ターミナルケアにおいては、自分の「死にゆく場所」というべきものをもっているか否かが、決定的に重要であると筆者には思えるのである。

なぜなら、**死というものが、ただたんに「無に帰すること」であるという考えを、人は絶対に受け容れることはできないし、かつ、それには合理的な根拠がある**と考えられるからである（この点はすぐ後で論じたい）。

おそらく、すべてが現世的なものに還元され、経済的あるいは物質的な富の拡大ということがすべての価値とされた戦後の日本社会では、「死とは端的な無である」という理解が、かりにそうしたことが積極的に教えられるということでなくとも、ごく一般的な、当然のことのように浸透していったと思われる。たぶん、戦後の教育を受けた日本人であれば、「死とはすなわち無か」という問いを受ければ、それに対して「イエス」と答えるのが自然であり、また「合理的(ないし科学的)」なことと考えられていたと思われる(もちろんそこには、国家神道が支配した戦前に対する反省という文脈も強く働いていた)。

ただ、世界的に見ると、これはきわめて特異な状況であるということも想起する必要がある。たとえば数年前の『タイム』誌で、アンケート調査での「天国は存在するか Does Heaven Exist?」という問いに対して、筆者の記憶では九割近くのアメリカ人が「イエス」と答えていることに、あらためて印象づけられたことがあった。この例にかぎらずとも、「死は端的な無である」という発想は、〝グローバル・スタンダード〟からすれば、むしろ特異なものとさえいえるのである。

◆経済成長が「救い」だった時代

言い換えれば、戦後の日本社会あるいは日本人にとっての「死」のイメージは、多くの場合、先に二つのライフサイクルのうちのAの図として示した際の、〝生の果てにある無〟としての死というものであったと思われる。そして、その先にキリスト教の場合のように「復活、再生」が待ち受けているという理解をもたないでも戦後の日本人が「やってこれた」のは、(ある世代までは伝統的な死生観がなお意識の深層に残っていたということに加え)おそらくそれほどまでに、つまり死ということを視界からほとんど追いやれるほどまでに、「経済成長、物質的な富の拡大、生の充実」という目標が圧倒的な強さをもつものとして意識され、また現実にもそうした方向への(経済の)〝浮揚力〟が強かったから、とでも考える以外ない。

端的にいえば、死について「考えないようにしてきた」のが戦後の日本人であり、見方によっては、戦後の日本社会ほど、すべてのことがらが現世的な関心におおわれた社会は世界史的に見ても稀なのではないか、と思えるのである。

いずれにしても、そのような時代を経るなかで、よくも悪くも戦後の日本人は、「死にゆく場所」——言い換えれば、生の全体を根底で支えている、より深い次元ということであり、先ほどの「スピリチュアリティ」ということと重なるものである——を見失う、という状況に至ったのではないだろうか。それが物質的な富の拡大という目標への求心力が急速に失われるなかで、先に指摘した「死生観の空洞化」や混乱というかたちで現れているのが、今という時代であるように思われる。

死の意味を問いなおす

◆有と無を超えた場所としての死

先ほど、「死というものが、ただたんに『無に帰すること』であるという考えを、人は絶対に受け容れることはできないし、かつ、それには合理的な根拠がある」と述べた。この点を正面から取り上げるべき段階に私たちは来ている。

ここでは、死というものの理解において本質的と思われる点を、私たち（つまり現代の多くの日本人）が死について漠然と抱いている了解を三つの点においてくつがえす、というかたちで述べてみたいと思う。

まず第一に、**「死は端的な『無』である」という考えは必ずしも正しくない**。

このように記すと、では「死後の世界」があると考えるのか、というふうに思われるのが一般的であろう。

しかしそうではない。死は「無」ではないが、では「有」かというと、そうでもない。つまり、「死は、無でも有でもなく、そのいずれをも超えた次元である★」。

もちろん、これでは意味不明で十分な理解が得られないかと思われるので、この内容はすぐ後であらためて説明したいが、ただひとつ、ここで作家の遠藤周作氏がその著書『死について考える』のなかで、「死とは端的な無に過ぎないのか」というテーマに関して述べていることにふれておきたい。遠藤氏は、死について、「永遠の沈黙」という言葉にそくして次のように述べている。

死とは何もかもが消滅すること、あとは永遠の無、永遠の氷のような沈黙があるのみだ、とお考えの人も多いでしょうね。

むかし『沈黙』という小説を書いている時にも、私はこう考えていたのです、本当に人生の外には沈黙だけしかないのか、本当に永遠の沈黙だけだろうか。……「沈黙」にはよく「氷のような」とか「永遠の」という俗っぽい形容詞がつきます。しかし沈黙にもいろいろあります。まったく何にもないナッシングの沈黙、空虚そのものの沈黙――それとは別に、フランスの有名な作家アンドレ・マルロオがいみじくもその大著の表題につけた『沈黙の声』の沈黙があります。それは「沈黙」というよりは「静けさ」ともいうべきかもしれません。……だから、私たちは必ずしも死の沈黙を絶対に無の沈黙・消滅の沈黙と重ねあわせることはできない気がするのです。茶室に正座している人は、茶室の静寂を内容空虚な静けさとは思いません。その空間のなかには、宇宙の生命にふれる何かが含まれています。禅室の静かさや無をたんなる虚無と思われる方はいないでしょう。

［遠藤周作『死について考える』］

★「死は無でも有でもない」という点について補足説明をしておきたい。

私たちが普通「有(ある)」とか「無(ない)」とか言っているものは、よく考えてみると、すべて「相対的な」ものであることがわかる。ここでの「相対的」の意味は、「他との対照において」という意味である。たとえば私はいま、目の前の机の上にあるブルーのコーヒーカップが「ある」ことを認識している。コーヒーカップは確かに「存在」している。しかしこの存在、「有」ということは、次の二重の意味で相対的である。第一に、コーヒーカップの、たとえば形が今あるように見えるのは、背景をなす机の薄茶色に対して、カップのブルーが浮き出て映るからであり、つまりそのように他の存在との対照においてはじめて、コーヒーカップはその存在を主張できるのである。第二に、そもそも私がそのコーヒーカップを認識するとき、私はそのカップが、いま私のほうに見える姿のみならず、いまは私には見えない背後の部分をもっていて、それらを含めて全体としてコーヒーカップの円形の形をもっているものと、当然のことのように了解している。言い換えれば、そのように、私たち人間が認識する世界には、いわば無数の「無」が紛れ込んでいて、いやむしろ、そうした無数の無によって補われてはじめて、世界は今あるような安定した秩序を保っていられるのである。

このように考えていくと、私たちの生きている世界は、いわば「相対的な有」と「相対的な無」でおおわれた世界である、ということができる。そして、この点をさらに突き詰めていくと、次のようなある種の常識破壊的な結論に至らざるを得なくなる。それは、「絶対的な有」は「絶対的な無」と究極において一致する、という結論である。

つまり、先ほど述べたように、私たちが通常考えている「有」は相対的な有であり、他との関係においてはじめて存在しているものである。この延長線上で考えていくと、絶対的な有とは、「いっさいの他との関係性や規定性をとり払ったもの」ということになるから、それは事実上「絶対的な無」と何ら変わりないものとなる。絶対的な有と絶対的な無とは、究極において一致するのである。

ここまで述べれば明らかであろう。このことを生と死にあてはめると、先述のように、相対的な有と相対的な無でおおわれているのが、私たちの生きる「生」の世界である。そして逆に、死とは、そうした相対的な有と無とをいずれも超え出た次元であり、「絶対的な無」であると同時に「絶対的な有」の世界である。先に、「死は無ではなく、また有でもない」と述べたのは、このような意味においてである。

◆「帰っていく」という感覚の本質性

死について問いなおすべき第二の点は、**「死とは、生きているかぎり、私たちが一度も経験したことのない、未知のものである」という理解は、必ずしも正しくない**、という点である。理由はごく簡単で、実は「(私がいま認識している)この世界が存在しない」という点では、「生まれる前」の世界も(死後の世界も)同じであるからだ。だから、死ということはまったく未知の領域への移行ではなく、「生まれる前の世界に帰っていくこと」だと考えて何らおかしくないし、むしろそのほうが合理的である。

では、なぜ私たちは通常そのように考えないのだろうか。その理由も簡単であって、それは、私たちが「直線的な時間」という観念にとらわれているからである。

つまり私たちは、直線的な時間というものが、人間の意識を離れて独立に存在するものと考えている。だとすると、「(私の)生まれる前」と「死んで後」の世界は当然まったく異なるもの、ということになる。しかし、ここでは十分に論じられないが、そのような「直線的な時間」というものは、(人間の意識を離れて)決して独立に存在するものではない。そして、「死」そのものを直視するならば、むしろ「死んで後の世界」と「生まれる前の世界」の同質性こそが浮かび上がってくるはずである。こうした意味で、「死とは未知への移行である」という考えは、ある特定の世界観に基づいた、いわば一種の偏見に過ぎないとすらいうことができる。

このように、死がまったくの「未知の世界への移行」ではないと考えていくと、死には何らかの意味で（そこに）**「帰っていく」**という要素がともなうことになるし、筆者自身はこの「帰っていく」という感覚は、死の理解ないし受容ということにとって非常に本質的なものではないかと考えている。もしその人がクリスチャンであれば、聖書にしばしば出てくるように、それは「神のもとに帰っていく」ことなのであるし、仏教の場合には、それは「宇宙の大きな生命に帰っていく」ことである。また、（そうした高次宗教でなくとも、）自然とともにある暮らしをしている民族や人々にとっては、死が「自然に（あるいは大地に）帰っていく」ことであるというのは、ことば以前の強いリアリティとして実感されるはずである。

先ほど、「死」そのものの理解において、またターミナルケアにおいて本質的なことは、その人にとっての「たましいの帰っていく場所」といえるものを見出し、確かめることではないかと述べたが、いま述べている点は、こうしたことと重なってくると思われる。

◆「永遠」の意味

死について重要な第三の、そして最後の点は、先ほど述べた「時間」ということと関係する。すなわち、**「死は、時間そのものを超えている」**ということである。

私たちが生きているのは、「時間のある世界」である。そして、時間がある世界であればこそ、そこに「有」も「無」も存在する。言い換えれば、有や無というのは、時間のある世界のなかでの話である。しかしながら、死とは、そうした「時間そのもの」が存在しない世界である。

これはおそらく禅問答のように聞こえる話で想像しにくいと思われるが、しかしそれは確かなことである。だから、そこでは有や無ということ自体が存在しない。この点は最初の点（死は無でも有でもない）とも重なってくる。いうならば、死とは私たちの生きる「時間のある世界」を包み込むような、あるいはそれを根底において支えているような、時間を超えたひと回り大きな次元である。

そして、ここでの「時間を超えた世界」ということは、そのまま**「永遠」**ということと重なってくる。なぜなら「永遠」とは本来、（時間がずっと続くという意味ではなく、）「時間を超え出ていること」を意味するからである。そしてこうした意味の永遠こそ、先に述べたキリスト教そして仏教が、そこに至る道筋は異なってはいるが、いずれも共通して志向するものにほかならないのである。

若干脇道にそれることになるが、こうした「永遠」とのかかわりということが人生のなかで現実的に切実な課題として浮上するのが、「中年」期以降である。

人生の前半期においては、たとえば何かの試験に合格するとか、目指すべき職業につくとか、職場において昇進ないし昇給する、等々といった、現実のなかでの具体的な課題が生きていくうえでの目標や動機づけとなり、それを目ざして突っ走る、ということでやっていくことができる。しかし中年期を迎えると、そうした目標の一部は実現し、またそうでなくともそうした実現がもたらしてくれる喜びがどの程度のものかはおおむね理解され、そうした現実の課題をひとつひとつクリア（あるいは断念）していった「先」にあるものが徐々に見えてくるようになる。

そのようなかたちで、人生の最後に待ち受けているものはほかでもなく「死」である。したがって、自分がやがては死んでいく存在である、ということをしっかりと踏まえたうえで、私の「生」全体に最終的にどのような意味があるか、という問いにどうしても直面せざるをえなくなる。つまり、「私の有限の生」の全体を、それを超えた、何らかの意味で「永遠」なるものとの関係において位置づけ、意味づける作業がどうしても必要になってくる［こうした点については、心理学者の河合隼雄氏が、その著書『中年クライシス』のなかで、ユングの「人生後半期の課題」に関する論にもふれながら多面的に論じている］。いずれにしても、「永遠」としての死の意味を確認することは、このような文脈でも浮かび上がるのである。

以上、死について重要と思われる三つの点を述べた。それらはいずれも死についての通常の理解とは異質な要素を含む内容のものだったと思われるが、しかし同時にそれらは決して〝神秘的〟な信仰のようなものではなく、ある意味で論理的に考えていけばおのずと到達するような内容のものであった。むしろ現代人の考える「死＝端的な無」という考えのほうが、ある特定の世界観、信仰にもとづいた特殊な考え、といえるのではないだろうか。

死そのものについてのケア

さて、死とはそもそも何かというテーマについて、

（1）死とはたんなる無ではない……有と無を超えた場所としての死
（2）死とはまったく未知の世界への移行ではない……「帰っていく」という感覚の本質性
（3）死とは時間そのものを超え出た次元である……「永遠」の意味

という諸点を述べた。先にもふれたように、これらは何か突拍子もない奇妙なことを理屈だけで論じている

ように響くかもしれない。しかし、実はこれらのことは、人類がこれまで長い歴史のなかで育ててきた伝統や知恵と、むしろ一致する面が大きいと思われる。

たとえば、仏教の死生観に関して、『仏教とターミナルケア』という書物において、編者の水谷幸正氏（仏教大学教授）は、仏教の「正死一如」という考え方（生と死を二元的対立的に受けとめるのではなく、生と死は状態が異なるだけであって、本質は一つである、とする考え方）にふれた上で、次のように述べている。

> 近代の合理主義は生を謳歌して死を遠ざけてしまった。自然科学の進歩がこのことにいっそうの拍車をかけた。……それはそれなりに意義があったとおもう。しかし、あまりにも現実の生活を重視しすぎて、人間そのものを内に見つめることを忘れ去ってしまった。……かくして、輝ける生と暗い死を対比するようになる。
>
> 生は有であり死は無である、と割りきっている。有か無か、の二者択一の合理主義からいえば、死は生の無にしかすぎない。死は生の反対概念としてのみ受けとめられている。生が希望であれば死は絶望である。絶望の死は忘れるにこしたことはない。かくして、「死を忘れた」という現代社会になっていった。……無であり絶望であり暗黒である死が、有であり希望であり輝くものである生を常におびやかしている、ということにおいて死を生の中にとりこんでいるにすぎない、といってよいであろう。」
>
> ［水谷幸正編著『仏教とターミナルケア』傍点引用者］

私なりに補足すると、いうならば、近代社会になるときに「図と地」の〝反転〟が生じたのである。近代社会以前の人々にとっては、自然や死んでいった人々が行く〝世界〟のほうが主たるもの、土台にあるものであり、「この生の世界」のほうは一時的な、はかないものとして意識された。近代そして現代社会においてその関係は完全に逆になり、さらにこの生の世界こそがすべてであり、死そして死者は完全な「無」となった。ターミナルケアにおいて最終的に問われているのは、こうした死生観あるいは生命観そのものであるように思われる。

すでに述べてきたように、ターミナルケアにおいて本質的なことは、生を一分一秒でも長く伸ばすといったことではなくて、むしろその人にとっての「死にゆく場所」をともに見出し、確かめることにある。言い換えれば、私たちの生が、中空に浮かぶ島のようなものではないこと、したがって死ということが、空虚な暗黒への消滅といったものでは決してないことを確かめ、受容することの手助けをすることである。

先の水谷氏は、「枕経《まくらぎょう》が死者のための読経ではなく臨死者に対しての読経説法、つまりターミナルケアであるかぎり、すべての僧侶は看護僧であり、死へのカウンセラーであってほしい。死のカウンセラーであってこそ、真実の生を生き抜くための生のカウンセラーになり得る」と述べ、仏教者もまたターミナルケアに積極的に関わっていくことの重要性を唱えている。仏教であれ何であれ、こうした「死そのものについてのケア」は、時代の強いニーズではないかと筆者には思われる。

死者へのケア

◆生者がすべてか

最後に、死生観とターミナルケアということでの主題を考えるにあたって、どうしても避けて通れないと思われる点でありながら、十分に取り上げられていないと筆者には感じられる点についてふれておきたい。

それは**「死者へのケア」**というテーマである。

死者へのケアということばを聞いて、読者は奇異な印象をもたれるだろうか。死者とは「無」に過ぎない、「存在」するのは生きている人間だけだ、と考えれば、「死者へのケア」などということは本来ありえず、かりにあるとすれば、それはつまるところ「生きている者の慰み」、自己満足に過ぎない、ということになるだろう。しかし果たして本当にそうなのだろうか？

一方、次のようなことも考えられる。現在、終末期における医療が、しばしば「過剰」ともいわざるをえないかたちでおこなわれることの問題性がしばしば指摘されている。そこにあるのは「一分一秒でも長く『生』を生きることが（唯一の）価値」である、という発想であり、さらにいえば、それはしばしば「死んだらすべて終わり」という発想と表裏一体のものとして結びついている。

言い換えれば、**ケアということ自体が、その者が死んだらそこで「すべて終わり」と考えられている**のである。ここで「延命医療」のあり方そのものの議論は置くとして、もしもそうした傾向が、「ケアということは生きている人間に対してしかありえないことであり、生きているあいだは最善を尽くすが、すでに死んでしまった者には目もくれず、忘れてしまう」という態度と不可分のものだとしたら、そうした死生観やケアのあり方は、もしかしたらきわめて歪んだものというべきなのではないだろうか。

◆「生者の時間」と「死者の時間」がクロスする場所

本書のここまでの記述を読んでいただいた方であれば、ここで筆者が「死者へのケア」と言っているのは、決して〝神秘的なこと〟を述べようとしているのではないことは理解していただけると思う。

つまり、先に「死はたんなる無ではない」ということを述べたわけであるが、それは「死後の世界がある」といったことを述べているのではなかった。それと同様に、ここでも決して死者の霊魂が存在するといったことを述べているのではない。しかし、かといって「死者」とはたんなる無なのか、といえば、それはまた誤った――特殊近代的な、と呼ぶべきか――認識といわざるをえないのである。

卑近な例になるが、少し前の時代の日本人であれば、たとえば墓参りをするときでも、その「感覚」は現代の日本人とはおよそ違ったものではなかったかと思われる。たぶん彼らの意識のなかは、生きている者の世界と死者たちの世界とは、何らかの意味で「連続性」をもったものとして感じられていたはずだし、ましてや、死者へのケアということが、「生きている者の慰み」に過ぎないなどとはとうてい感じられなかったはずである。さらにいえば、「生きているあいだの時間」はどんなに長生きしたところで数十年という〝短い〟ものであり、そうしたはかなさに比べれば、「やがて行く世界」のほうがむしろずっと大きなリアリティをもって感じられる場合さえあったかもしれない（筆者は父親の出身地が山間部の相当な田舎だったせいもあってそうした感覚が比較的身近に感じられるのかもしれない）。

先ほど、死とは「有と無のいずれをも超えた場所」であるということを述べ、また、それは人がこの世の生を終えた後に「帰っていく」べき場所のようなものであると述べた。そうだとするならば、そうした場所は、いわば「生者」と「死者」が〝共有〟している次元ともいえるものであり、あるいはまた、**「生者の時間」と「死者の時間」がクロスする場所**、といってもよいものなのではないだろうか。そして、こうしたことを踏まえれば、「死者へのケア」ということは、決してたんなることばでは終わらない、実質的な中身をともなったものとなると思えるのである。

本書の冒頭から、「深層の時間」というとらえ方についてふれてきた。それは私たちが日常において意識している直線的な時間（＝カレンダー的な時間）の根底にあるような、時間のより深い次元ということであり、たとえていえば、変化してやまない海面の水の流れの底にある、ゆったりとした流れの部分、そしてさらにその根底にある不動の部分ということである。ここで述べている「永遠」とは、そしてまた「死」とは、そうした次元のことなのではないだろうか。そして、私たちの生はそうした深層の次元によって支えられており、私たちはまたやがてそこに帰ってゆくのである。〃「生者の時間」と「死者の時間」がクロスする場所〃とは、そのような「深層の時間」のことにほかならない。

◆ケアは終わり、また始まる

もちろん、あらためていうまでもないことであるが、「生者へのケア」に全力を尽くす、ということが何よりも大きな出発点であることは確かである。しかし同時に、「死者へのケア」ということは確かに存在するのであり、それは決して、生きている者だけの慰み的な行為なのではない。そのことはまた、「私」自身がやがて死にゆく身であることを考えても固有の意味をもつことである。

ターミナルケアにそくしていえば、その人の死によって、ケアは単純に「終わる」のではない。その人の死は、ケアの「ひとつの終わり」であり、また「ひとつの始まり」といえるのではないだろうか。私自身は、ターミナルケアということは、こうした「死者へのケア」ということまでを視野に入れてはじめて、真の意味で完結するのではないかと考えている。

いずれにしても、ターミナルケアということを技術的な次元に終わらせないためにも、死生観や死そのものの意味ということを正面から掘り下げて行き、同時にまた、個々のケアの営みやかかわりを通じて、自らの死生観を鍛え、深化させていくことが、これからの時代のターミナルケアにおいてもっとも本質的な部分をなすと思われるのである。

V｜ケアにおける医療と福祉

第Ⅰ章において、「医療モデルと生活モデル」の対比や、ケアに関する制度、そして「越境するケア」という主題にそくして述べたように、ケアにおける医療と福祉との関係をどう考えていくかはきわめて大きなテーマであり、このことは、高齢化時代の今日、とりわけ顕著になっている。

医療と福祉の連携、という課題は、古くて新しい、ある意味では〝永遠の課題〟といっても過言ではないほどのテーマであり、これほど「言うは易し、行うは難し」という言葉があてはまることがらもないほどである。先にもふれたように、筆者自身は、医師、看護職などの「医療関係者」の方々、ソーシャルワーカー、介護職、福祉施設経営者などの「福祉関係者」の方々それぞれに比較的広くやりとりの機会をもっていると思っているが、やはりさまざまな機会に痛感させられるのは、双方のあいだの強い「壁」である。このことは、医療と福祉をめぐる「パイ」をどう配分するか、ということが現実的な利害をともなう問題としてある以上、やむをえないこととともいえる。しかし、そうしたこと以前に、ケアに対する見方がなお「提供者中心」であって「消費者」ないし受け手の視点ということが弱いという点に加え、医療、福祉それぞれの側が互いの考え方やパラダイムといったものにあまりにも無理解である、という事情も大きく働いていると感じられる（ひとつには、医学部や看護学部等と、社会福祉学部等での「教育」のあり方ということに改革すべき多くの課題があると考えられる）。

こうしたこと自体が、筆者があえて「ケア学」という聞きなれない名前の本をまとめるに至った背景のひとつでもあったわけである。本章では、このテーマに関する少し現実的な次元での課題について議論を展開してみることにしよう。

1 医療・福祉職種の役割分担

さて、「ケアにおける医療と福祉」という主題は、ある意味では本書のこれまでの記述のなかですでにさまざなかたちで論じられてきたものでもあるが、ここでは特に今後重要と思われる二つのテーマを取り上げたい。

ひとつは医療関係職種と福祉関係職種の「役割分担(ないし業務分担)のあり方」という点であり、いまひとつは、「医療保険と介護保険との関係」という点である。また、これらと関連させながら、筆者から見て現在の日本で非常に大きな問題となっていると思われる、(若年障害者など)医療と福祉の〝谷間〟をめぐる課題についても論じていきたい。

欧米諸国における役割分担の見直し

◆「そもそも医療行為とは何か」が底流に

高齢化の進展やプライマリケア分野等における医療技術の成熟化、そして医療・福祉サービスに対する利用者ないし消費者の意識の高まり、ひいては経済成長の鈍化のなかでの医療・福祉における費用対効果の要請等々のなかで、欧米諸国を中心に、医療・福祉分野における職種の役割分担のあり方の見直しをめぐる議論が活発になっている。

こうした議論の中心となっているのは、第一に、特に医師の独占業務を看護職や薬剤師等との関係でどう位置づけていくかという点、第二に、医療職種と福祉職種との役割分担のあり方をどう整理していくか、という点——このなかには、当然のことながら、そもそも「医療行為 medical practice」とは何かという、根本的な論点が含まれることになる——であり、各国においても、確立した結論に到達しているというよりは、なおさまざまな模索が続いている状況にある。

そして、こうした課題は日本においても共通のものであり、また、これらの職種間の役割分担をどう考えていくかは、実はそのまま各職種の「必要養成数」や「需給」の問題とも直結する課題である。したがって、医療・福祉分野における職種の役割分担のあり方という課題は、サービスの質の確保、効率性、医療・福祉マンパワーの需給等々、さまざまな広がりをもつ課題であるといえ、今後日本においても正面からの検討が求められている。

ここでは、以上のような問題意識を踏まえ、まずは各国における医療・福祉関連職種の見直しが現在どのような形で進められているかについて、基本的な概観をおこなうこととしたい。

1　アメリカ

基本法制――州法の多様性とその調整

アメリカの場合、大前提として、医療や福祉関連職種の免許・登録や業務に関するいわゆる身分法Practice Actについては、連邦政府ではなく州の所管事項とされ、州法によって規定されている。たとえば医師の業務については、各州の州法によって規定されている（たとえばカリフォルニア州の場合、医療業務法）。ただし、州間の規定の相違を最小限にし、内容の標準化をはかる趣旨で、アメリカ州医師委員会連合The Federation of State Medical Boards of the United Statesは一九一四年以来、規定内容に関する一定の指針をまとめており、これは一九五六年以降『現代医療業務法要綱ガイド*A Guide to the Essentials of Modern Medical Practice Act*』として公表され、逐次改定されてきている。なお看護婦の業務についても各州の州法により規定されている（たとえばカリフォルニア州の場合、看護業務法）。

一方、社会福祉（ソーシャルワーク）関連の身分法についても基本的に同様であるが、これについては医療関係のものに比べて比較的歴史が浅いものとなっている。ソーシャルワーカーに関する身分法が最初につくられたのはカリフォルニア州で、一九四五年のことであった。その後各州で類似の身分法が作られていったが、一九七九年には、各州の規定の標準化を図るため、州ソーシャルワーク委員会協議会American Association of State Social Work Boards, AASSWBにより、医師の場合と同様の指針が作成された［*Social*

Work Laws and Board Regulations : A State Comparison Study」。当時ソーシャルワーカーに関する身分法を制定していた州は二一にとどまっていたが、現在ではすべての州において州法が制定されている。

ちなみに、日本でもそうであるように、身分法に関してはいわゆる「業務独占 practice protection」と「名称独占 title protection」の二者があるが、ソーシャルワーカーに関してそのいずれを採るかは州によって異なっている（たとえばカリフォルニア州やマサチューセッツ州は業務独占、アリゾナ州やミシガン州は名称独占。ただ、前者の場合でも他の医療関連資格保持者については適用外とすることが一般的）。

最近の動向――「医療行為」の見直しと看護婦・薬剤師の業務の拡大

近年において、こうした医療・福祉関連職種に関する規制や業務分担について、見直しを求める意見が強まり、各州においてさまざまな対応がとられるようになっている。その背景としては、これら各職種に関する規制が不当に新規参入を阻害し消費者の選択を狭めているのではないかといった指摘や、特にプライマリケアの領域においては医師による業務独占を緩和すべき時期にきているのではないかといった認識、さらに費用対効果の観点からも業務分担に関する規制を緩和すべきでないかとの意見等があげられる。

こうした見直しの動きに関して注目されるのは、医療専門職センター Center for the Health Professions のピュー医療専門職委員会が、「医療職の規制に関するタスクフォース」を設置したうえで一九九五年一二月に公表した報告書である。同報告書は、医療従事者の供給の再編が必要であるとの認識のもと、現在の法規制は、医療サービスの提供に独占的な支配をもたらし、その結果各職種間の境界争いないし縄張り争いが激化する一方、「医療行為 medical practice」といった概念の意味が州によって異なりその意味が確認できない状況が生まれている旨指摘する。

そのうえで同報告書は、「他の職種による優れた、効果的かつアクセスしやすいケアの提供を不必要に妨げている独占的職務範囲を廃止すること」、「異なった専門職が、重複する職務範囲をシェアすることを認め、かつ想定すべきであり、各州は、すべての専門職が、その保有する知識、訓練、経験及び技術の及ぶ範囲でサービスを提供できるような途を探るべきこと」等の提言をおこなったのである。

このような提言と軌を一にするかたちで、各州においても医療・福祉職種の業務分担や規制に関するさまざまな改革や検討が進められている。以下、それらのうちの主なものを掲げてみたい。

◆高等業務登録看護婦 Advanced Practice Registered Nurses, APRNS の業務範囲の拡大

通常修士以上の学位を有する高等業務登録看護婦あるいは開業看護婦 nurse practitioners（州の認定試験。登録看護婦二四〇万人のうち七万人程度）については、多くの州において拡大された業務範囲を認めている。特に薬の処方権については、オクラホマ、ロードアイランド、ニューメキシコ等において処方権を認める州法を実施するなど、拡大の方向での動きが見られる。

こうした方向に関しては、たとえば、①アメリカ医師会が一九九七年六月、医師の監督なしに医療サービスの提供を高等業務登録看護婦に対し認める州法に反対するロビー活動を支援すると言明し、また②ミシガン州上院において高等業務登録看護婦に医師の監督なしで処方を認める法改正が審議に付された際、医師会が強い反対論を展開した（一九九八年二月）といった例に示されているように、医師会からのさまざまな反対も示されている。

ちなみに、従来から農村部および長期ケア施設で活動する開業看護婦に対してはメディケアからの直接の

償還がなされていたが、一九九八年一月より都市部で行われたサービスについても償還の対象となることとされている。あらためて指摘するまでもなく、看護業務の自立という方向にとって、こうした経済的な独立性はきわめて大きな意味をもっている。

◆看護業務の委託

一方、在宅での長期ケアを中心に、無資格者等への看護業務の委託可能範囲を拡大する方向での検討が多くの州で進められている。こうした動きについて、アメリカ看護協会（ANA）は、特にケアの質の面から一定の歯止めをかける必要性を主張しており、ある意味で日本の場合と似た「看護」と「介護」の境界をめぐる議論が生まれているとみることができる。

◆薬剤師の業務範囲拡大

テキサスとバージニアで一九九七年におこなわれた法改正では、免疫とワクチン投与の管理が薬剤師に付与された。オハイオとニューヨークの改革では、薬剤師に薬剤の処方権を与える改正が実施される見通しである。アーカンソーでは、免疫とワクチン投与の管理に加え、アレルギー剤、ビタミン剤、高血糖治療剤等の管理権が、ノースダコタでは注射可能な薬剤の管理が与えられる方向である。

以上のようなアメリカの状況を全体として概観すると、プライマリケア分野を中心とする医療技術の成熟化や費用対効果の要請、あるいは規制緩和をめぐる動きのなかで、特に医師の業務を看護婦や薬剤師に広く拡大していく方向でのさまざまな改革がおこなわれつつあるといえる。しかしながら、医療職種の業務分担が基本的に州法レベルで規定されていることもあり、州によって動きや進展度合いに差があり、また、医師会等からの強い反対の動きも見られる。

特に看護婦について見ると、高等業務登録看護婦をはじめとして、いわば「教育年限による差別化」を通じて、特に専門性の高い教育を履修した看護婦について業務範囲の拡大を図るという方向が進んでいるのがアメリカの特徴といえる。

2 イギリス

基本法制——医療職種に次いでソーシャルワーカーも国レベルで整備

イギリスにおいては、日本の医師法に相当する規定があるのは「医療法 Medical Act 1983」の第五四章であり、医師の教育、免許登録そして妥当でない行為をおこなった場合の懲罰規定等が置かれている。同法において、これらを統括するものとして設置されているのが総合医療会議 General Medical Council であり、この下には「教育委員会／予備手続き委員会／専門家行為委員会／健康委員会」という四つの委員会が置かれている。

一方、看護婦等については、「看護婦、助産婦及び保健婦法 Nurses, Midwives and Health Visitors Act 1997」がある（同一九七九年法を九七年に改正・再編したもの）。ここでは、医師の場合と類似するかたちで、英国看護婦、助産婦及び保健婦法中央会議United Kingdom Central Council for Nursing, Midwifery and Health Visitingが規定されている（委員数は六〇名）。

また、福祉職種（ソーシャルワーカー）については、ソーシャルワーカー教育・訓練中央会議が法律に基づき設置されていたが（一九七二年）、今般、一九九八年四月に、同会議は「総合ソーシャルケア会議General Social Care Council, GSCC」に発展的に改組される旨が保健省より発表された。これは、社会サービスにかかわるスタッフの行動・業務規範Codes of Conduct and Practiceの制定等を含むもので、社会サービスの重要性の高まり等に対応し、医療の場合と同様の枠組みを定めるものと考えられる。

最近の動向――NHS改革と医療職種業務分担の見直し

イギリスにおいては、一九九〇年に成立したNHS・コミュニティケア改革法により、従来すべて公的主体によっておこなわれた医療や福祉の分野に、財政と供給の分離を通じて競争原理ないし市場原理を積極的に導入し、医療・福祉サービスの効率化や消費者の選択の拡大等をはかっていこうとするNHS改革が進められてきた。こうした流れのなかで、特に規制緩和や医療・福祉各職種間の連携（「パートナーシップ」）という観点から、職種間の業務分担のあり方についてさまざまな実験的かつ大胆な見直しがおこなわれつつある。

特にこうした業務分担の見直しが進んでいるのは、プライマリケアの分野である。プライマリケアの今後のあり方については、NHS改革の文脈のなかで、まず白書『プライマリケアの未来――選択と機会 *Primary Care: the Future-Choice and Opportunity*』が公表され（一九九六年）、さらにより具体的な方向性を提言するものとして、第二次の白書『プライマリケア――未来を運ぶ *Primary Care : Delivering the Future*』が公表されている(一九九六年一二月)。また、これらを踏まえて「国民保健サービス(プライマリケア)法」が一九九七年に制定されている。本法は、プライマリケア改革に向けてのさまざまな実験的な「パイロットスキーム」の枠組みを規定するものである。

これらのうち特に第二次の白書では、プライマリケアの今後の具体的な方向に関して、職種間のケアの連携 partnership in care が強調され、かつ、各職種の業務範囲を拡大すべきとの方向が打ち出されている。すなわち、同白書では、「プライマリケア論争における大きなテーマは、多くの非医師専門職 non-medical professionals が、薬剤の処方や管理・供給についての現在の規制は、彼らが本来患者に対して提供できるはずのサービスを不当に制限していると考えている、という点にあった」とし、こうした状況を踏まえて、政府として以下のようなプログラムを提言している。

◆看護婦処方スキーム nurse prescribing scheme の拡大

政府は、すでにある看護婦処方スキームをさらに七つのＮＨＳトラストに拡大し、さらに一九九八年四月には予定分の全面実施をおこなう。この結果、約五〇〇〇名の医師(ＧＰ)と一五〇〇名の看護婦がこの試みのパイロットスタディに参加することになる。

これらのほか、同白書によれば、看護業務については、保健省等が看護業務の拡大の意味について評価検討をおこなっており、また、地域における薬剤師の業務についても、ＧＰと薬剤師の共同のあり方や薬剤師の業務の拡大についての検討が進んでいる。

政権交代と最近の展開――パイロット・スキームと看護婦中心のプライマリケア

このように、イギリスではＮＨＳ改革の流れのなかで、プライマリケア分野を中心に医療職種間の業務分担の見直しの検討が進んでいるが、一九九七年春に保守党から労働党への政権交代がおこなわれたこともあり、特に医療への「市場原理」の導入という点に関しては新政権下では慎重な対応がとられるようになっている。たとえば、一九九七年一二月には新ＮＨＳ白書『新しいＮＨＳ――現代的かつ信頼できるもの *The New NHS : Modern, Dependable*』が公表され、このなかで、従来のＮＨＳ改革の基本的なコンセプトのひとつである「内部市場 internal market の導入」といった考え方は今後はおこなわないことがうたわれた。

しかし、こうした政権移動にともなう若干の揺れのなかでも、職種間の役割分担のあり方の見直し自体は引き続きおこなわれている。すなわち、同白書では、医師と地域看護婦に、患者のケアを計画するにあたってのコントロール権を与えるものとされた。こうした方向を受け、新白書が出されたのと同じ月の一九九七年一二月には、先にふれた一九九七年「国民保健サービス(プライマリケア)法」に基づき、プライマリケアに関する九四のパイロットスキームの内容が発表され、一九九八年四月より実施されるものとされた。

イギリス保健省の発表によれば、このパイロットスキームにおいては、「はじめて看護婦がプライマリケアサービスの提供をリードする for the first time, nurses will be able to lead in the delivery of primary care services」試みがなされることになっており、それにはＧＰを雇用することも含まれている。また、このパイロットスキームの目的には、福祉サービスとのリンクを強めるということも含まれている。

九四のパイロットスキームの例を見ると、たとえばダービシャー地区でのスキームでは、開業看護婦

practice nurse がプライマリケアを率い、また直接GP一名と他のスタッフを雇うことになっており、このパイロットスキームは、「看護婦をケアの提供の中心に置く put the nurses at the centre of care provision」ものであるとされている（一九九七年一二月二三日の保健省リリース）。同様の試みが、複数の地区においてなされることになっており、今後の展開が注目される。

以上主に看護婦と一部薬剤師関連について見たが、その他の分野でもさまざまな見直しがおこなわれている。たとえば、精神医療ないしメンタルヘルスの領域について、ここでもNHS改革の理念を受けて職種間の「パートナーシップ」ということがうたわれ、一九九七年二月には「メンタルヘルスにおけるパートナーシップの発展」と題する報告書が保健省により公表されている。ここでは、メンタルヘルスの分野では歴史的に医療サービス中心にケアが提供されてきたが、福祉ないし社会サービス social services の役割が今後重要になることが指摘されている。

3 ドイツ

医師の資格や業務については医師法によって規定されている。このほか、医療職に関する資格認定等は連邦政府の権限とされており（基本法第七四条第一九項）、医療補助職法 Recht der Heilhilfsberufe が制定されている。

連邦政府と州の所掌について若干問題となるのは、高齢者介護 Altenpflege に関してである。特にこの分野は、医療保険制度内ではなく社会扶助の領域に位置づけられてきたため、「医療」職とはいいがたい側面があり、このため上記のように通常の医療職の場合についての連邦政府権限が適用されず、その教育内容についてはむしろ州の文化主権 Kulturhoheit の対象とされている。したがって、高齢者介護関連職種の資格認定等については個々の州がおこなっており、ただ、規定の統一のため、一九八五年に高齢者介護士および介護助手の教育および試験に関する枠組み協定が州の間で締結されている。

さて、ドイツの場合、医師法により医師の業務あるいはその指示ないし監督による業務の委任が厳格に規定されている（日本の医師法はこのドイツ型モデルに準拠しているものと考えられよう）。こうした点に関し、注射、注入、採血等の業務についての委任がどのような条件の下で可能かといった点が問題となってきたが、具体的なケースについては、判例が一定の判断を示してきた。たとえば、一九五九年の連邦最高裁判決は、有資格の看護婦は、任務を果たす能力があると医師が確認し、かつ医師が監督する場合にのみ、筋肉注射をおこなうことができるとの判断を示した。

いずれにしても、ドイツの場合、医療関連職種の業務分担は医師を中心とする伝統的な枠組みが維持されており、役割分担の見直しといった動きはあまり見られないものとなっている。

4 スウェーデン

基本法制については、スウェーデンの場合、医療については医療サービス法（一九八二年制定、八三年施行）が、社会福祉については社会サービス法（一九八〇年制定、八二年施行）がほぼ同時期に制定され基本法制の整備がはかられた。こうした流れを受け、医療従事者については、近年、

・医療サービスの専門業務の遂行能力に関する法律（一九八四年）
・保健医療従事者（義務）法（一九九四年）
・保健医療従事者（懲罰命令）法（一九九四年）
・医療サービス（監視）法（一九九六年）

が制定され、資格認定や職業規範が定められている。

このうち、たとえば一九九四年の保健医療従事者（義務）法においては、「保健医療ケアの責任者は、患者が自分の健康状態と現行の治療方法についての情報を必ず提供されるようにしなければならない」（第三条）といった、いわゆるインフォームドコンセントに関する規定や、守秘義務に関する規定も設けられている。また、これと対をなすかたちで、同九四年の保健医療従事者（懲罰命令）法においては、政府の任命による「医療サービス懲罰会議」（議長および八人のメンバー）の規定が置かれ、義務違反に対する罰則が定められている。

スウェーデンにおける最近の動向としては、医療・福祉関連職種の役割分担に関するさまざまな見直しの動きが進んでおり、この点は既に述べたイギリスに類似した面をもっている。

すなわち、一九九二年に実施されたいわゆるエーデル改革の流れのなかで、高齢者医療における医師の権限を看護婦に移す方向での改革が進められ、個々の高齢者にどのようなケアを提供するかを決める地域調整チームのリーダーが医師から看護婦に移り、看護婦は必要な時に医師をコンサルタントとして使うといった試みが行われている（こうした動きは先にみたイギリスでのプライマリケア改革と共通するものである）。

また、エーデル改革に基づく医療と福祉の連携強化のなかで、ホームヘルパーの医療知識の向上も図られている（教育年限の延長等）。

こうした改革はなお実施途上のものであり、一義的な評価はなお困難であるが、スウェーデンにおけるこうした役割分担見直しの動きは注目に値するものであると思われる。

各国の動向についてのまとめ

◆「医師以外の業務拡大」というトレンド

以上、いくつかの国にそくして医療・福祉職種の役割分担の見直しをめぐる近年の動向を概観したが、これらから次のような点が指摘できると思われる。

まず、医師の独占業務の見直しという点を中心に、医療・福祉職種の役割分担の見直しという方向が、国レベルでもっともまとまった形で進められているのはイギリスである。すなわち、NHS改革の流れのなかで、プライマリケア分野を中心に、看護婦や薬剤師の業務範囲ないし自立性の拡大が図られており、この点は一九九七年における政権交代以降も同様で、特に最近における〝プライマリケアの中心に看護婦を置く〟試みが注目に値する。今後どのような成果が展開していくか、引き続き注視していく必要がある。

イギリスと同様の方向を追求しているのがスウェーデンであり、高齢者医療・福祉に関するいわゆるエーデル改革のなかで、看護婦の自律性の拡大や、福祉職種の業務拡大が積極的に進められている。

一方、医師以外の職種の業務の拡大という点ではこれらの国と共通の方向性をもちつつも、若干異なるユニークな展開を示しているのがアメリカである。アメリカの場合、先に述べたように、一部の州において高等業務登録看護婦APRNSに薬の処方権が認められたり、また薬剤師に一部の薬剤の処方権が認められるなど、相当大胆な見直しが進められている反面、改革が州によってまちまちであり、また、伝統的には医師の権限や医師会の力が強い国であることもあって〔拙著『アメリカの医療政策と日本』勁草書房、一九九二年参照〕、こうした動きに対する医師会サイドからの反対も相当強いものがあり、なお模索の状態にあるといえる。

そもそもアメリカの場合、基本的な医療システムや法制自体が日本やヨーロッパのものと比べてきわめて独特のものであり、したがってアメリカの動向については、一方でさまざまな参考とする反面、少し距離を置いたうえで評価していく必要があると思われる。なお、看護婦については、先にも指摘したように、高等業務登録看護婦など「教育年限や専門性の差別化」のなかで業務の拡大をはかっていくという方向が顕著であり、これも（専門職志向そして資格degree志向の強い）アメリカ的な面がよく表れている点と考えられる。

最後に、職種の役割分担の見直しについての目立った動きがあまり見られず、その意味ではもっとも〝保守的〟な傾向を示しているのがドイツである。ある意味では日本もこれに似た状況（特に医師の独占業務の範囲に関して）といえるだろう。

日本における課題

◆問題の根本——医師との役割分担が未整理

以上、各国の動向についての大まかなまとめをおこなった。これらはなお基本的な動向を概観したものに過ぎないが〔筆者らによるこれらの調査をまとめたものとして、医療経済研究機構『高齢者ケアにおける医療・福祉関連職種の役割分担に関する調査』、一九九八年〕、冒頭にも述べたように、この職種の役割分担に関するテーマは今後日本においてもきわめて大きな課題となっていくはずのものでありながら、なおきちんとした比較研究がおこなわれていない分野であり、こうした調査研究を深めていくこと自体がこれからのまず第一の課題である。

ちなみに、いま「今後大きな課題となる」という言い方をしたが、この問題は現在すでにさまざまなかたちで議論の対象となっている状況にある。たとえば、介護保険の実施等にともなって、ホームヘルパーがどこまでの行為をおこなうことができるか――言い換えれば、（ヘルパーにはできない）「医療行為」の範囲ないし定義をどうするか――、という問題が浮上している。具体的には、「褥瘡《じょくそう》の手当て」、「吸引」、「吸入」、「経管栄養」、「胃ろう」、「点滴」、「摘便」などである［これについては一九九九年四月二五日付朝日新聞参照］。

さて、先ほど述べた（国際比較研究を含む）調査研究自体の必要性ということを踏まえたうえで、また、このテーマが最終的にはそもそも「医療行為」とは何か、という、きわめて大きな論点にかかわるものであり、簡単に答えが出せる性格のものではない、ということを確認したうえで、現時点での筆者の基本的な考えについて簡潔にふれておきたい。

本章のはじめにもふれ、また第Ⅰ章でも述べたように、この問題には大きく二つの位相がある。第一は医師と他職種との関係であり、第二は医療職(特に看護職)と福祉(介護)職との関係である。日本ではどちらかというと後者の問題が論じられることが多いが――いわゆる「看護と介護」問題――、第Ⅰ章で論じたように、特に日本の場合、実は前者の問題、つまり医師と他職種の役割分担がきちんと整理されていないことが問題の根にあると筆者は考えている。

◆まずは医師に対する看護職の独立性を高める

そして、私自身は、対応の方向としては、次のようなステップで進めていくのが妥当ではないかと考えている。それは、まずは医師に対する看護職の独立性を高め、したがって「医療行為」の世界の内部で看護職が（医師の指示なしに）おこなえる裁量の幅を広げ、それに続くかたちで、あるいはそれと並行しつつ、いわば第二ステップとして、医療行為の範囲そのものを緩和し、したがって福祉・介護職がおこなえる行為の幅を拡大していく、という手順で改革を進めていくという方向である。

このように考える趣旨は、いきなり医療行為の範囲そのものを大きく緩和することは、（褥瘡手当ての一部や吸引など簡単なものを除き）安全性などの面でやはり慎重であるべきであり、まずは医療行為の世界の内部で、医師から独立した看護職の独立性あるいは自由度を高め、その状況を踏まえながら医療行為そのものの範囲を緩和していくことが、サービスの質や安全性の確保、また医師‐看護職‐福祉職の役割分担の姿として妥当と考えられるのではないか、ということである。

いずれにしても、医療・福祉職種の役割分担をめぐる見直しは各国共通の課題であり、各々の国においてさまざまな改革が進められつつある。同時にまた、冒頭にも指摘したように、こうした職種の業務分担をめぐる課題は、各職種の養成や需給（必要養成数）の問題とも直接にかかわってくる問題である。たとえば、高齢者ケアにおいてどこまでの業務を「医師」がおこなうか、によって、今後の「必要医師数」は大きく異なってくる。こうしたテーマにおいては、各職種の主張は当然のことながらその職種の既得権や利害を反映したものとならざるをえない。どのような方向をとるにしても確実にいえることは、サービスの受け手あるいは消費者の視点ということを基本にすえた、きちんとした「政策研究」が求められていることであり、それは分野横断的な「ケア学」の一部門をなすと考えられるのである。

2 医療保険と介護保険の関係

介護保険制度が二〇〇〇年四月施行された。介護保険という制度が、その評価は別として、ケアにおける医療と福祉の関係や役割分担のあり方にきわめて大きな影響を与えることはあらためていうまでもない。多くの医療・福祉関係者がケアマネジャー試験に殺到する、といった状況や、介護という〝マーケット〟をいかにうまく自らのものにしていくかといった動向を含めて、介護保険は医療・福祉関係者、行政、企業、その他さまざまな関係者を含め、すでに巨大な「業界」を形成しつつある(やがて供給が熟していくなかで、一歩間違えるとそれが既得権益の牙城となり、現在の〝公共事業関連業界〟とさして変わりないものとならないという保証はどこにもない)。

ところで、筆者自身これまでにもさまざまなところで論じてきたように〔拙著『日本の社会保障』、『医療保険改革の構想』等〕、介護保険制度は決して完成された制度ではなく、本章でも述べていくように、むしろ医療保険財政の行き詰まりと高齢者介護問題の浮上という背景のなかで、いわば〝緊急避難〟的につくられた制度であり、その根本的な見直しを含めて、一種の「過渡期」的な制度と見たほうが妥当な制度である。そして当然のことながら、そうした見直しにおいては、介護保険だけではなく、医療保険制度とりわけ老人保健制度との関係、ひいては社会保障制度全体を視野に入れたうえで改革の全体ビジョンを描いていく作業が強く求められることになる。
そうした社会保障制度全体の改革ビジョンは別の拙著に譲ることとして、ここでは、本書での「ケア」という主題を基本に置きながら、特に「医療保険と介護保険との関係」というテーマについて考えてみることとしたい。その場合、まずは日本がひとつのモデルとしたドイツでの医療保険と介護保険の関係との比較という点からアプローチをおこない、そのうえで今後の方向について私見を述べてみたいと思う。

ドイツとの比較❶——対象年齢そして老人保健制度

◆日本は「高齢者介護」のための保険

ドイツと日本の介護保険は、一見似ているように見えて、これから見ていくように実は制度の基本的な組み立てに関して根本的ともいえる大きな違いをもっている。

第一に、対象となる者の年齢である。

日本でもよく指摘されるように、ドイツの介護保険は基本的に年齢を問わない仕組みとなっており、したがって高齢者以外の者も被保険者となり、かつサービスの受給権者となる。なぜ日本と違ってこのようになっているかというと、それは要するに医療保険と同じ仕組みになっているのである。つまり、ドイツの場合は日本のような老人保健制度がなく、若年者も高齢者も基本的に共通の医療保険ないし疾病金庫に属することになっている。言い換えれば、高齢者だけを切り離した独立の制度としないということが医療保険の場合も介護保険の場合も共通しているのである（**図表V・1**参照）。

これに対し、日本の介護保険は、基本的に「高齢者介護」を対象とするものである。つまり、四〇歳から介護保険の被保険者となり保険料を払いはじめるが、サービスつまり要介護状態になったときに介護のサービスを受けられるのは原則として六五歳になってからである。この点については、介護保険制度の案がつくられるときから大きな議論となった点であるが、いずれにしてもドイツの介護保険との大きな違いとなっている。

◆老人保健制度との関係が整理されていない

ではなぜ日本の制度はこうした高齢者のみを対象とするものになったのだろうか。さまざまな理由があるが、ひとつの大きな背景は、やはり医療保険との関係である。

つまり、日本の場合には、医療保険において、老人保健制度という、高齢者のみを独立させた制度がある。また、高齢者医療において、社会的入院や薬づけ医療など、それが医療偏重ではないかということが従来から指摘されていた。そこで、高齢者医療から介護を切り離す、という趣旨で議論されるようになったのが介護保険である。そうなると、老人保健制度との関係からしても、介護についても基本的に高齢者を対象とする制度とするのがより整合的である。こうして介護保険についても高齢者を対象とする制度として組み立てられたのである（再び**図表V・1**参照）。

しかしこの点は実はなお大きな問題を残している。第一に、いま老人保健制度は高齢者を対象とする「独立」の制度であると述べたが、それは厳密な意味での独立の制度ではない。すなわち、日本の老人保健制度は、さまざまな医療保険の保険者が、高齢者について財政調整をおこなう仕組みに過ぎず、高齢者を対象とする独立の医療保険制度があるわけではないのである。そして、高齢者の医療費が急速に増大するなかで、冒頭にもふれたように、この老人保健制度をどう改革するかが大きな課題となっている。この点は後であら

図表V・1　医療保険と高齢者介護の関係（概念図）

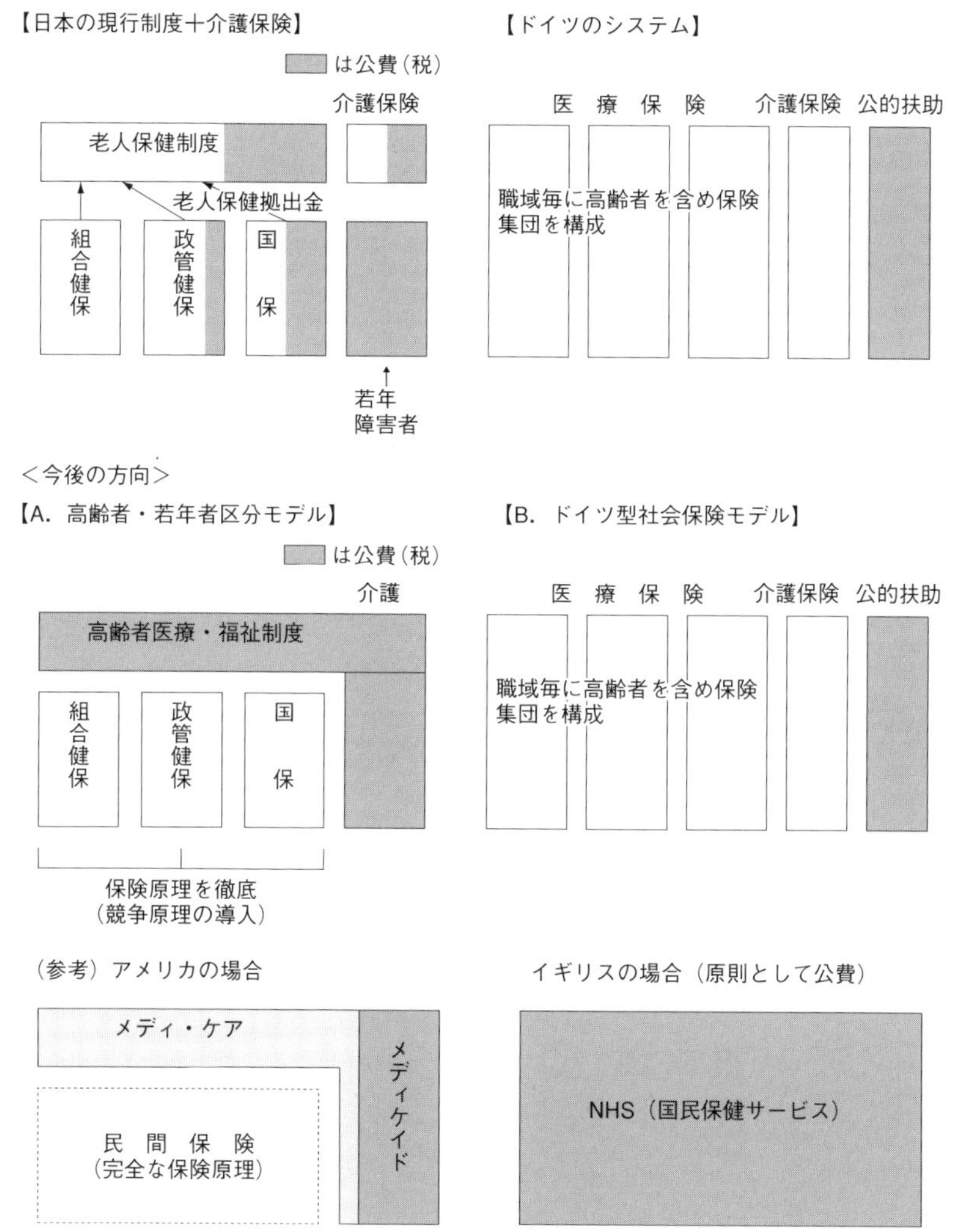

（注）・メディケアは（年金とも共通したフレームで）「社会保障税」を基に運営。
・メディケイドは「医療保険」ではなく、あくまで公費による「医療扶助」であることに注意（日本の生活保護における医療扶助に相当）。

ためて論じることとしたい。

第二に、そうした老人保健制度と介護保険との関係をどうするのかが未解決のまま残されている。日本の場合、先ほど述べたように、医療保険において高齢者のみを対象とした老人保健制度が存在することが、介護保険が高齢者のみを対象とするものになった大きな背景であった。そうだとすると、老人保健制度と介護保険とは、ともに高齢者を対象とするものであるから、何らかの統合をはかっていくことが必要になってくる。しかしこの問題はなお整理がされないまま残っていて、今後の基本的な課題となっているのである。

ドイツとの比較❷——財源すなわち保険と税

◆税と保険料が渾然一体

つづいて、ドイツと日本の介護保険を比較したときに出てくる大きな違いの第二は、財源である。

これもよく指摘されることであるが、ドイツの介護保険は基本的に被保険者が拠出する介護保険料のみでまかなわれており、言い換えれば、そこに税ないし一般財源はまったく使われていない。これに対し、日本の介護保険は、保険料でまかなわれるのは半分のみで、残りの半分は税金によるものである（このうち半分を国が、四分の一を都道府県が、同じく四分の一を市町村が負担する仕組み）。言い換えると、日本の介護保険は保険といいながらも半分を税金に頼った仕組みになっているのである（以上につき再び**図表V・1**を参照）。なぜこのような違いが生まれるのだろうか。

実はこの点もまた医療保険と共通しているのである。つまり、ドイツの場合、医療保険もまた基本的に保険料のみによって運営されていて、そこに税は使われていない。これに対して、日本の医療保険は、これまた相当部分を税金に依存した制度となっている。具体的には、自営業者や農業従事者を対象とする国民健康保険には五〇%の税が、中小企業対象の政府管掌健康保険の場合には一三%の税が、等という具合である。介護保険においては半分が税によってまかなわれるという仕組みも、ある意味で医療保険と共通の〝日本的な〟やり方といえるかもしれない。他方、ドイツの場合は、社会保険の原則に忠実で、保険者の自律性ということに特に大きな価値が置かれるので、あくまで被保険者の拠出する保険料によって運営するという考えが貫かれているのである。ちなみに、日本の場合、年金制度についてもこうした折衷的な方式がとられている（基礎年金制度は三分の一が保険料、残り三分の二が税によってまかなわれている）。

私は、こうした日本的なやり方——私はこれを〝**税と保険の揮然一体性**〟と呼んできた——には相当問題があると考えている。これまでの高度経済成長時代には、こうした折衷方式がそれなりにうまく機能していた面があるが、今後は低成長の時代となり、したがって富の分配の公平が大きな課題となるから、制度の基本的な考え方や性格がしっかりとしていないと、混乱が大きくなるばかりだと考えるからである。

もちろん、高齢化が進むなかで保険料だけで制度を運営するのは実は困難なことであり、ドイツはドイツで別のむずかしさを抱えている。ここではさしあたって問題点の指摘にとどめ、ではどう対応すべきかについては後に整理していきたい。

ドイツとの比較❸——保険者とその位置

◆市町村が保険者であるため、医療保険との接続性が低い

社会保険制度を考えるとき、保険の運営主体つまり「保険者」をどう設定するかがきわめて大きな課題で

あることはいうまでもない。ドイツと日本の介護保険を比較すると、この保険者の設定という点についても相当な違いが見られる。

まずドイツの介護保険の場合は、介護金庫という介護保険独自の保険者がつくられている。しかし実質的には、この介護金庫は医療保険の保険者である疾病金庫とセットで、それにいわば隣接するかたちで設けられているので、いわば医療保険との「接続性が高い」ものとなっているといえよう。もちろん財政的には疾病金庫の財政と介護金庫の財政とは独立しているが、制度の組み立てにおいてドイツの介護保険は医療保険とパラレルなものとなっているのである。

日本の場合はどうであろうか。日本の介護保険の保険者は市町村であり、つまり地域を単位として保険者がつくられている。これは従来の医療保険（やその他の社会保険制度）にはなかったまったく新しい仕組みである。つまり、日本の医療保険においては、サラリーマンの場合は職域（会社）ごとの健康保険組合、自営業者等の場合は地域ごとの市町村が保険者である。すなわち、職域と地域という、二本建ての仕組みになっているのである。これに対して介護保険はいま述べたようにすべて市町村が保険者となり、一元化された仕組みとなっている。

これは、実は日本の介護保険が先ほど述べたように基本的に高齢者のみを対象としている、という点と密接に関係している。つまり高齢者は多くの場合退職しており、会社との関係は希薄になっているから、むしろ地域ごとに保険を組み立てたほうが実質にかなう、ということなのである。

こうした日本の介護保険制度は、「地域」という点を重視しているという点では大きな長所をもっているといえるが、また別の課題を抱えている。

第一に、医療保険との接続性や連携がドイツの場合に比べて弱くならざるをえない。たとえばサラリーマンが六五歳を過ぎても働いていたりしている場合など、医療保険については健保組合、介護保険については市町村が保険者といったことになる。第二に、ここでも再び老人保健制度との関係が問題となる。今後先ほど述べたような老人保健の改革を進めていく場合、それと介護保険との関係を、特に保険者の設定に関して整合性が図られるように進めていく必要があるのである。

ドイツとの比較❹——ケアマネジメントの導入

◆本来ケアマネジメントと介護保険は別物

以上は主に財政的な面にそくしてドイツと日本の介護保険制度を比較したが、ここでサービスの供給体制の面に視点を移してみたい。

まず、ケアマネジメントという手法の導入についてである。日本の介護保険の場合、端的にいえばこのケアマネジメントという手法の導入と介護保険制度ということが完全に一体のものとして進められている。そうしたこともあって、日本ではケアマネジメントと介護保険制度とは不可分のものと考えている人もいる。しかしこれはまったくの誤解である。本来ケアマネジメントと介護保険とは別者であって、必然的に結びつくという性格のものではない（むしろ矛盾するとさえいえる面ももっている）。実際、ドイツの介護保険においては特にケアマネジメントの導入ということがおこなわれているわけではない。

なぜ日本ではそうなったのだろうか。その理由は、日本の場合よくあることであるが、複数の国から、すぐれていると考えられる制度を導入したからである。具体的には、

（a）**介護「保険」**という仕組みについてはドイツの制度を、
（b）**ケアマネジメント**という手法についてはイギリスの制度を、
（c）**要介護認定の**基準については（MDSという）アメリカのものを、

それぞれ組み合わせて導入したのである（要介護認定についてはその後日本独自の調査研究がおこなわれたが）。繰り返すように、こうしたことは日本における制度づくりによく見られることで、それ自体がよくない、というものではない。しかし、場合によっては、それは**異なる背景にある制度をいわばツギハギ的に取り入れる、ということにもなりかねず、かえって矛盾するような結果を招くおそれがある**ものである。したがって部分に目を奪われることなく制度全体の整合性をよく考えていく必要がある。

ケアマネジメントについていうと、これは一九九〇年のイギリスにおけるコミュニティケア改革において国レベルの制度として導入され、九三年から実施されたものであり、またケアマネジャーという制度についても同様である。もちろんイギリスの福祉や医療はすべて税によるものなので、イギリスには介護保険制度というものは存在しない。そして、施設サービスと在宅サービス、あるいは医療サービスと福祉サービスとの連携を図るために、ケアマネジメントおよびケアマネジャーという仕組みが導入されたのである。

ところで、重要な点と思われるので確認しておくと、ドイツとは異なり、日本の介護保険においてケアマネジメントという手法が導入されたのは、次のような背景によるものと考えられる。すなわち、日本においては介護保険ができる以前から、老人福祉法という老人福祉の法律体系があり、かつ一九九〇年からのゴールドプランつまり高齢者福祉のサービス拡大計画によって、ホームヘルプやデイサービス、特別養護老人ホーム等々といったさまざまな公的福祉サービスの増加がはかられていた。この点は、ドイツの場合、老人福祉といった独自の体系がなく、高齢者福祉の相当部分が公的扶助（社会扶助）によって対応されていたというのとは大きな事情の違いである。

つまり、日本の場合は老人福祉という福祉サービスの体系があったために、それと同様の仕組みに立つイギリスのケアマネジメントを導入することがなじみやすかったのである。

◆かえって柔軟性が乏しくなるおそれ

さて、こうしたケアマネジメントという手法の導入自体は、医療と福祉にまたがる総合的なサービスの適切な提供という点で積極的に評価できるものと私は考えているが、同時に次のような問題もある。

それは、このケアマネジメントという手法が介護保険と結びつくと、場合によっては要介護認定やサービスの提供が機械的なものとなって、ケアマネジメントが本来もっているはずの、医療と福祉にまたがる幅広いサービスの柔軟な提供という長所が生かしきれなくなるおそれがある、という点である。［イギリスのケアマネジメントにおけるアセスメントはきわめてシンプルなものである。これについてはイギリス保健省『ケアマネジャー実践ガイド』（白澤他訳）、医学書院を参照］。

さらに加えて、サービスの評価については介護報酬というかたちで点数化され、かつ全国一律の制度とされた。その結果、私が見るかぎり、やや戯画化した表現を用いるならば、日本の介護保険は、〝世界で他に類を見ないほど細かく、中央集権的で、マニアックな制度〟としてできあがったのである。

以上いくつかの点を指摘したが、ケアマネジメントや要介護認定に関する現行の介護保険の問題点をまとめると次のようになろう。

①ケアマネジャーの裁量の範囲が非常に狭い。
②「保険者」としての市町村の自由がきわめて制限され、事実上、「国家保険」に等しい仕組みになっている（これは医療保険も同様）。しかも、財政的には半分は市町村の財源（保険料）であるのに、要介護認定基準から点数まで国が中央集権的に管理しており、市町村の独自性がほとんど発揮できない仕組みとなっている。
③ケアマネジャーの位置づけの問題。すなわち、保険者としての市町村に属するのか、サービス提供者側に属するのかが不明瞭で、利益誘導的行為が当然起こりうるシステムになっている。
④「保険者」とはいっても、市町村という「行政」が保険者なので（市町村公営。これは国保も同じ）、「保険」と呼ぶ意味がなくなっている（介護目的税といってよい）。

後の議論をやや先取りするかたちとなるが、こうした点を踏まえると、次のような改革の方向が考えられるべきと筆者は考える。

（a）財源は税とし、医療保険における老人保健制度と統合する（この点については後にあらためて立ち返りたい）。この場合、市町村が制度の実施主体となる。
（b）国は要介護認定やケアマネジメントの「ガイドライン」を示すにとどめ（イギリスの例を参照）、自治体の裁量を基本とする。あわせてケアマネジャーの裁量を現在よりも広く認める。
（c）ケアマネジャーはあくまで市町村に属するもの（そのエージェント）とし、市町村の職員または市町村の委託を受けた者とする。

これらはなおさらに検討を要することがらであるが、いずれにしても、介護保険とケアマネジメントが結合していることから生じる日本独自の問題点に対応していくことが求められている。

◆ドイツでは介護保険と一体のもの

最後に、ドイツと日本の比較に関して指摘したい点は、成年後見制度との関係である。実はこの点での比較は非常に重要な点ではないかと私は考えている。

現在、日本では成年後見制度の実施が進められている。しかしながら、日本の場合、人々の関心の多くは介護保険制度に向けられていて、成年後見制度に対する関心はなお一歩という状況にある。また、介護保険制度を担当するのは厚生省、成年後見制度については法務省というように、所管官庁の違いから来るタテワリの問題があり、その結果、介護保険は介護保険、成年後見制度は成年後見制度というように、介護保険との関係がバラバラのまま議論がおこなわれることが多いように思われる。

この点、ドイツの場合、介護保険と成年後見制度とが、より一体のものとして考えられているように私には思われる。なぜそのような違いがあるのであろうか。

以下に述べることは、筆者自身の解釈を含むものなので、正確でない部分があるかもしれないが、ひとつの問題提起として受け止めていただきたい。

すなわち、私の理解では、ドイツの介護保険は、日本のそれに比べていわば医療保険に接近した性格が強く、生活サービス的な部分については、成年後見制度がかなりの役割を果たしているのではないか、ということである。言い換えると、ドイツの場合、介護保険の守備範囲が日本のそれよりも若干狭く、そのぶん成年後見制度の守備範囲が広いものになっているようにみえる。このことは、ドイツの成年後見制度において、日本の介護保険におけるケアマネジャーに類似したコーディネーター的な職種が存在することにもよく表われているように思われる（逆にドイツの介護保険においては、ケアマネジャーという仕組みは存在しない）。

◆「生活全体の支援」のためには必要不可欠

こうした背景もあって、日本の場合、成年後見制度の守備がかなり限定されたものとして考えられており、そのせいもあってか先ほど述べたように成年後見制度に対する関心がなお十分なものではないように思われる。しかしここで特にドイツの例を参考にしつつ強調しておきたいのは、介護保険制度は成年後見制度とセットではじめて十分な制度となる、ということである。

財産管理などの面を中心に高齢者の生活支援をおこなうのが成年後見制度であるとすれば、そうした側面と一体になってこそ介護保険は十分に機能するといえる。なぜなら高齢者の「生活」全体の支援ということはそこまで視野に入れてはじめて十分なものとなるはずだからである。

したがって、今後の日本においては、介護保険の将来像を考えていく場合、それだけを切り離すのではなく、一方においては医療保険との関係、他方では成年後見制度との関係を考慮しながら総合的な枠組みで考えていく必要がある。また、ドイツとの比較ということも、そうした点までを視野に収めて初めて実質的なものとなると考えられるのである。

基本的視点と今後の方向——高齢者介護と医療の統合

以上のような検討を踏まえたうえで、介護保険と医療保険をめぐる今後の方向について簡潔に考えてみたい。この場合、基本的な視点として次の三点が重要と思われる。

◆財政面での統合がサービス面の統合を促す

第一に、医療と介護の関係をどう見るか、という点である。

第Ⅰ章で「健康転換」という視点にそくして述べたように、老人退行性疾患あるいは高齢者ケアにおいては、医療と介護（または「疾病」へのケアと「障害」へのケア）とは不可分のものであり、両者を総合的に考えていく必要がある。言い換えれば、高齢者の場合、医療と介護のニーズは複合的であり、どちらか一方のみということはむしろ稀であって、また医療と介護の間に線を引くのは困難である。こうした点を踏まえれば、介護保険と医療保険とが別々になっている状況は望ましくなく、財源の面でも高齢者介護と医療とは統合されるのが妥当と考えられる。

なお、さらにいえば現状に関する次のような問題も指摘できる。もともと介護保険は、高齢者介護を医療から切り離し、つまり現在の高齢者医療でありがちな薬漬け、点滴漬け、寝かせきりといった状況を是正し、「生活モデル」としてのケアの充実をはかるという趣旨でできたものである。ところが、いま進みつつある事態は、ある意味で〝介護という新しいマーケットに医療関係者が一気に参入をはかり、これを福祉関係者が戦々恐々と見守っている〟という構図である。

言い換えると、介護保険制度は、医療関係者が介護分野に進出していくにあたっての格好の舞台を提供した、という性格をもったのである。したがって、現在一部に見られるのは、「**介護の医療化**（高齢者ケアの分野に医療モデル的な色彩が強くなっていること）」という、当初の企図とはまったく異なった事態の方向である。筆者はこうした方向には強い危惧を感じている。

私見では、もともと切り離せない医療と介護を分離し、介護について独立の制度をつくったために、かえって医療と介護の望ましい、あるいは自然なかたちでの役割分担や連携ということが阻害され、ゆがんだ結果が生じているのではないだろうか。加えて、介護保険と医療保険が分立しているために、「医療と福祉の線引き」といった無用の混乱が生じている。

こうした状況からも、高齢者医療と介護は財政的に統合した制度とするほうが、サービスの一体性にも寄与し、また医療と福祉の間の縄張り争いのような状況も是正できるのではないかと考えられるのである。

◆高齢者独立型の制度を

基本的な視点の第二として、高齢者を独立の制度とするか、あるいはサラリーマンと自営業の関係をどう整理するか、という点がある。

すでにふれてきたように、日本においては、現在すでにある老人保健制度をどう改革するかが大きな課題となっている。老人保健制度は、高齢者だけを対象とする制度ではあるが、その実質は先述のように保険者間の（特にサラリーマン対象の健康保険と自営業対象の国民健康保険とのあいだの）財政調整の仕組みである。この改革の方向については、筆者も以前からさまざまなかたちで論じてきたが〔拙著『医療保険改革の構想』等〕、改革の選択肢としては基本的に、

（A）高齢者について完全に独立型の制度とする

（B）サラリーマングループと自営業グループは別建ての制度とし、退職後も現役時代の保険に継続して加入する制度とする

のいずれかである。この点については、①上記のように高齢者の医療と介護は統合することが望ましいこと、②日本の場合、ドイツと異なり、年金における基礎年金にも見られるように、サラリーマングループと自営業グループを統合する制度をつくってきたのがこれまでの流れであること、③雇用の流動化を背景に終身雇用制が大きく崩れていくなか、退職後の保障を現役時代の延長で考えることには基本的な困難があること等を踏まえると、高齢者医療と介護を統合したうえで、（A）の方向の改革をおこなうのが妥当ではないだろうか（二〇五頁の**図表V・1**参照）。

◆消費税を中心に

第三に、財源の問題である。介護保険にはすでにふれたように五割の税が投入されているが、高齢者の場合、一部を除いて基本的に所得がなく、他方で医療費などの支出は集中的にかかる年代であり、したがって「拠出（保険料の負担）と給付をできるかぎり均衡させる」という「保険」制度は本来的に困難で、「税」の比重を高めることが不可避になってくる。一方、上記のように、高齢者介護と高齢者医療は統合していくことが望ましく、よってこの場合の高齢者医療・介護に関する財源は税を中心としたものにしていくことが妥当ではなかろうか。

この場合、日本においては消費税率が五％と、ヨーロッパ諸国の軒並み一五％を超える水準（ドイツ一六％、イギリス一七・五％、スウェーデン二五％等）に比べはるかに低いことも踏まえ、消費税を有力な財源として考えていくべきものと思われる（なお、ここではこれ以上立ち入らないが、今後の社会保障財源については、消費税のほか、相続税そして環境税を有力な財源として考えていくのが妥当である）。

　このような基本的視点を踏まえれば、すでに指摘したように、日本の場合、高齢者医療と介護は統合し、税を主財源とする「高齢者医療・福祉制度(仮称)」ともいうべき制度に再編するのが妥当と筆者は考えている(ちなみに、介護保険は二〇〇五年までに全般的な見直しの予定となっており、そうした時点も考慮し、また年金その他の社会保障全体のビジョンを視野に入れながら、改革を進めていくことが求められる)。

(付論)「障害」の定義および〝医療と福祉の谷間〟問題について

　先に介護保険の「対象年齢」のところでふれたように、日本の介護保険は基本的に「高齢者介護」を対象とする制度であり(六五歳未満でも脳卒中など「老化に起因する疾患」による要介護状態については介護保険の対象となるが、たとえばがんなどの疾患あるいは交通事故など事故による要介護状態については対象とならない)、したがって、それでは高齢者以外の場合の介護ニーズにどう対応していくかが大きな課題となる。

　もちろんこの場合(高齢者以外の場合)でも、まったく何の施策やサービスも提供されないわけではない。具体的には、ここで浮かび上がるのが、いわゆる「障害者福祉」の領域である。つまり、たとえば四〇代や五〇代で事故あるいは病気により介護などの福祉サービスが必要になった場合、身体障害者福祉法にもとづく「障害者認定」を受けることができれば、一定のサービスや現金給付などを受けることができる(また自治体レベルで独自の上乗せ的な施策をおこなっている例もさまざまに存在する)。

　しかしながら、現在の障害者福祉などの分野はなおそうしたニーズに十分対応できているとはいえず、その結果、多くの人々が、医療機関や福祉の窓口いずれでもサービスを受けられない、といった状況が存在している。こうした問題に私たちはどのような視点で対応を考えていくべきなのだろうか。基本となる考え方や方向を述べてみたい。

そもそも、「障害」というと、一般には何らかの意味で固定的なものを想像しがちであるが、疾病構造が慢性疾患中心のものになっていることや、高齢化が急速に進んでいることを背景に、最近においては障害の発生年齢も若年期や中年期以降のものが増え、また障害の原因も疾患に起因するものが増えている（図表V・2参照）。また、別のところでも論じた点であるが［拙著『遺伝子の技術、遺伝子の思想』］、こうした状況のなかで、いわば**「疾病」と「障害」の境界が連続化し、両者の区別が困難であったり両者が併存するような事例が増えてきている**。

図表V・2　障害発生時の年齢階級別分布（原因別）

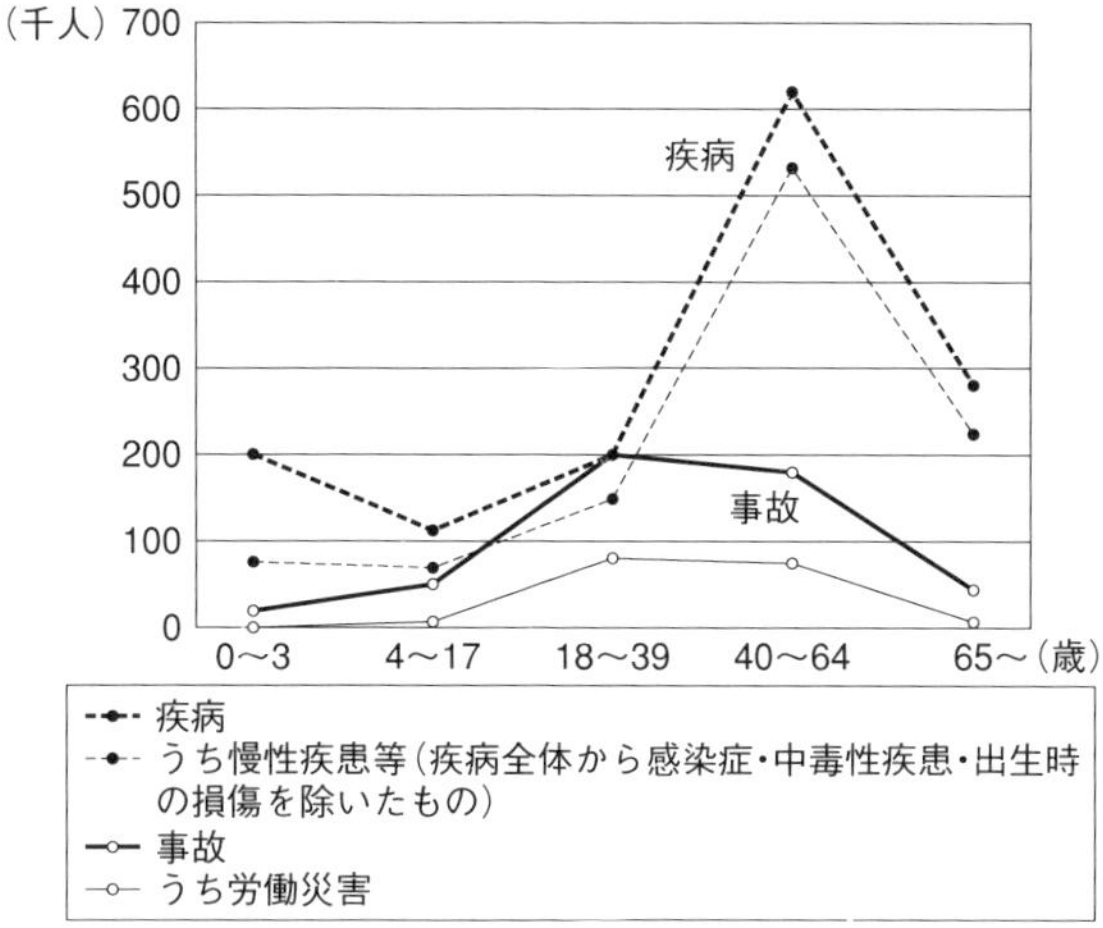

（出所）身体障害者実態調査（1991年）を基に筆者作成。

これに対し、日本の障害福祉施策においては、たとえば身体障害の場合、基本的に「永続する機能障害」ということをメルクマールにして障害というものを定義してきた（内部障害の場合はこれに「日常生活上の著しい制限」が要件に加わる）。ところが、上記のような慢性疾患への疾病構造変化や高齢化のなかで、機能障害は明確でなくとも、さまざまな面での日常生活上の大きな制限があるようなケースが増えており、「障害」という概念そのものの見直しないし拡大が必要になってきている。

このことは、別の言い方をすれば、**日本において「障害」の定義が狭い**、という点と関連する。筆者らが以前おこなった調査では、統計上の「障害者数」の人口全体に占める割合は、アメリカ一七％、イギリス一〇％、スウェーデン九％、ドイツ八％、日本四％となっている〔社会福祉・医療事業団、『欧米諸国の障害者福祉』一九九五年〕。これはあくまで統計上のものであり、かつ、施策体系が大きく異なるので単純な比較は困難であるが、ひとつの示唆を与えてくれるものではあると思われる。

「障害」というものの定義や範囲をどう考えていくかという点は、簡単に結論が出せるという性格のものではなく、十分な調査研究の積み重ねが必要なものではあるが、ある意味で現在のわが国においてもっとも〝施策の谷間〟となっている分野であることは確かであり、早急な政策的対応を望みたい。私自身は、今後、「障害」の範囲を広げ、現在よりも弾力的なかたちでサービスが受けられる方向での対応が必要であると考えている。そうした方向が、障害というものが一部の限られた現象ではなく、だれにでも生じうる「普遍的」なものとなる（「障害の普遍化」）という、高齢化時代の障害観にもかなうと思えるのである。

各国においても、障害者政策が近年大きく展開するなかで、こうした障害の定義ないし認定の問題は、現在さまざまな見直しと模索がつづいている。たとえば、イギリスにおいては最近成立した「障害者差別禁止法案」において、ＡＤＬ（日常生活動作）に着目した新たな障害の定義が提示されている一方、すでに実施に移されているコミュニティケアの仕組みにおいては、「ケアマネジメント」のプロセスのなかで、高齢者であると若年障害者であるとを問わず、要介護度など個々人の「ニード」にそくした判定とサービスの提供がおこなわれている。またスウェーデンの場合は、特別の障害認定システムを設けず、受け手の要介護状態やニーズに応じ弾力的にサービスを提供する仕組みをとっている。これらの背景になっているのは、疾病構造の変化や高齢化といった，障害をめぐる状況の日本と共通した変化である。

したがって今後は，一方で〝谷間〟となっている領域の実態等についての現状調査を急ぐとともに，障害の定義について上記のようなより幅広い方向に向けた検討を進め，あわせて認定の仕組みについても基本的な再検討（手帳制度は維持しつつ認定システムの弾力化・迅速化をはかる，または現行の手帳制度を廃止しその時その時のニードに応じた対応とする等）をおこなっていく必要があると思われる。

また，以上述べた事柄ともつながる点であるが，障害者施策の場合，なおサービスの絶対量が大幅に不足しているのが現状である。個別の事例になるが，筆者がかかわったケースに次のようなものがあった（複数の事例を複合したもの）。

中年の男性の例で，数年前に交通事故で脳その他に損傷を受け，しばらくは病院に入院していたが現在は医療的なケアはあまり必要なくなっている。障害認定は体幹機能障害として一年ほど前認定を受け，現在は妻が自宅で介護にあたっているが，むしろ大きな問題は，脳損傷の後遺症でときどき発作的な異常行動（糞尿をまき散らす等）をとることである。しかしふだんは特に継続的な身体介護を必要とする状態ではないため，市の窓口ではホームヘルパー派遣の要件に該当しないとしてサービスを断られている，ということである。また，施設ということに関しても，特別養護老人ホームなどでは「高齢者ではない」という理由で入居を断られる。

このようなケースは，さしあたり障害認定は受けているのであるが，おそらくサービス供給の絶対量（マンパワーなど）が不足しているために，サービスの提供が十分なかたちでおこなわれていないのである。おそらくこうした例にかぎらず，「高齢者向けのサービスはかなり利用しやすくなっているが，それに比べて六五歳に至らない者に対する福祉サービスはきわめて不十分」との印象や不満を感じている人はかなり多いと思われる。先にもふれたイギリスのコミュニティケアやスウェーデン等においても、年齢で区別しない対応がおこなわれているのであり、サービスの絶対量の着実な整備を推進していく必要がある。

いずれにしても、介護保険などが整備されていくなか、こうした「高齢者以外」の場合の医療・福祉ニーズへの対応が遅れがちとなり、また、上記のように慢性疾患時代を背景に「疾病と障害の連続化」という傾向が強まるなかで、さまざまな〝医療と福祉の谷間〟の問題が拡大しているように思われる。

もしかしたらこうした問題は、まさに「ケア」ということが細分化されタテワリ的になっているがゆえに生じる問題であるともいえ、制度・政策面での対応とともに、現場レベルでもより多くの関心を向けていくことが必要ではないだろうか。

VI ｜ ケアと経済社会

第Ⅰ章から述べてきたように、ケアという分野はこれからの日本において、その経済的な規模や意味ということも含めて、きわめて大きな位置を占める分野となっていく。したがって、ケアと経済全体との関係をどうとらえていくかという視点あるいはテーマが重要な課題となってこざるをえない。

そこで本章では、まず「看護の経済的評価」という、やや個別的な話題から出発し、次に「ケアをめぐる公私の役割分担」というテーマにそくして視野を拡大し、最後に「個人とケアと社会保障」という、本書の第Ⅰ章からの問題意識に再び立ち返ることとしたい。

1 看護の経済的評価
ケアの個別性と標準化

看護の経済的評価というテーマに対する関心が高まっている。ここでは、まずそもそも看護の「経済的評価」とは何を意味するのかについて基本的な整理をおこない、そのうえで看護の経済的評価をおこなっていく場合の重要となる視点について考察し、より望ましい経済的評価に向けた若干の具体的な方策について考えてみたい。

経済的評価の意味するもの

◆「財政」と「供給」を分けて考える

ところで、そもそも読者のなかには、「看護の経済的評価」という主題あるいは表現そのものに違和感を覚える方がいるかもしれない。看護やケアということは、本来「経済」といったこととは無縁の、あるいはもしかしたら対立するようなものであり、したがって、看護あるいはケアの経済的評価ということ自体が矛盾をはらむものではないか、といった点が、そうした違和感の背景として考えられる。そもそも看護やケアと経済、市場といったことはどのような関係に立つものなのだろうか。

この論点は基本的なものであり、さまざまな角度から考えていく必要があるが、若干言葉の理解に混乱があると思われるので、まず次の点を明らかにしておきたいと思う。

図表Ⅵ・1をご覧いただきたい。これは、医療における「公私の役割分担」についての基本的な見取り図を示したものである。ここで、公私の役割分担といっても、それが「財政 finance」にかかわるものであるか、「供給 delivery または provision」にかかわるものであるかをまず区別する必要がある。この場合、前者は、医療に関する財政つまりお金の流れが、公的なもの（社会保険または税）であるか私的なもの（民間保険、患者の直接支払いなど）であるかという点であり、後者は、病院などの医療機関が、公的な主体（国立や自治体立など）であるか私的な主体（営利・非営利）であるかという点である。

大まかにいえば、病院も公的病院が中心で、財政も供給も主に「公」（図のAの領域）というのがヨーロッパの多くの国々のシステムであり（さらに財源が税か〔イギリスなど〕、社会保険か〔ドイツ、フランスなど〕によって分かれる）、逆に財政も供給も「私」中心のシステムがアメリカである。日本の場合、財政については国民皆保険体制の下「公」的にまかなわれているが、供給については私的病院が大多数を占め（病床全体の約八〇％が私的医療機関）、したがって日本は「財政＝公、供給＝私」という、一種の混合型ともいうべきユニークなシステムとなっている。

いずれにしても、日本の場合、医療をめぐる財政は公的なかたちでまかなわれており、そこにおける医療行為の「価格」も、診療報酬というかたちで政府によって一律に「公定」されているから、「看護の価格」とか「看護の経済的評価」とはいっても、それは「市場」における価格や評価といったものとはまったく異なるものとなっている。逆にいえば、純然たる「市場」を中心に医療システムが運営されるのが図のDの領域であり、アメリカがこれに該当する。

◆提供者側の恣意に流れる可能性

ここで、日本の医療の場合も、もっとDの（アメリカ的な）市場の要素を取り入れていくのがよいのではないか、という意見が有力な意見として存在し、最近では一定の支持を集めつつあるように思われる。具体的には、現在のわが国の医療保険制度における基本的なルールとなっている〝混合診療の禁止〟の原則（初診から終結に至る一連の診療行為のなかに、保険がきく部分ときかない部分を混在させてはならない、という原則）を緩和し、その例外である「特定療養費」制度（差額ベッドなど）を拡大するなどの方法を通じて、「保険外」の部分を広げていく、という方向である。

この場合の保険外の部分については患者が自ら費用を負担し、かつその価格も医療機関との交渉によって決まるから、そこについては部分的にではあれ「市場」の要素が採り入れられることになる。実は、介護保険制度においては、こうした差額徴収が認められている。言い換えれば、〝混合診療の禁止〟の原則は介護保険の場合には適用されない。では、議論されているように、医師の技術料や、あるいは看護の場合につ

図表VI・1　医療における公私の役割分担

供給＼財政	公	私
公	A （ヨーロッパ）	B ……
私	C （日本）	D （アメリカ） 「市場」

いても、こうした差額徴収という形を通じた（部分的な）市場化はおこなわれるべきだろうか？

筆者は以前から、医療におけるこうした差額拡大ないし市場化の方向に強い疑問を示してきたが［拙著『医療の経済学』、『医療保険改革の構想』参照］、そのひとつの理由は、「情報の非対称性」という点にある。

つまり、特に医療の場合には、サービスの提供者と受け手との間に大きな情報のギャップが存在し、受け手がサービスの質や価格を評価するのが困難であるため、もし価格の設定を自由化すると、提供者側（医療機関）が恣意的に価格をコントロールする結果を招いてしまう、という点である。たとえば、医療機関側が「あなたが受けた心臓○○手術と付随しておこなった○○検査および○○処置は、特殊な技能を要するもので保険外であり、その値段は○○円です」等と示したところで、患者がその価格の高低を判断することはきわめて困難であろう。

逆にいえば、介護の場合に上記のような差額徴収が認められているのは、こうした「情報の非対称性」が比較的小さく、通常のサービスとあまり変わりがないからである。たしかに介護サービスの場合、そのサービスの質や価格を受け手が評価することはさほど困難なことではない（この点は次節においても立ち返りたい）。

◆ベーシックなニードに「所得による階層化」は妥当ではない

では看護はどうであろうか。

情報の非対称性という点からみれば、看護は医師技術料と介護の中間に位置しているといえると思われる。特に看護のひとつの柱である「療養上の世話」の部分については、いま述べている情報の非対称性という要素はうすく、ある意味では「患者側（ケアの受け手）の評価」自体がサービスの質をよく表している、という面がある（それがすべてではないにせよ）。したがって、情報の非対称性という観点からだけ見るかぎりでは、実は看護サービスは（医師技術料に比べれば）サービスの受け手との間の「自由な価格設定」になじみやすい要素をもっているのである。

この意味からすると、「看護の差額徴収」といった提案、つまり質の高い（と受け手が判断する）看護については患者から差額を徴収することを認める、という案が関係者から出されてもおかしくない。

しかし筆者自身は、いま述べている「情報の非対称性」以外の理由（①看護を含めて医療は国民にとってベーシックなニードに該当するものであり、そこに「所得による階層化」が生まれるのは妥当ではなく、したがって公的な枠組みで保障されるべきであること、②診断・治療を中心とする医師技術料の部分と看護ないしケア的な部分とは一体的に提供されるべきであり、両者を区分することが困難であること）から、先ほども述べたようにこうした差額徴収＝価格自由化の方向は望ましいとは考えていない。

ケアの個別性と定型性

◆個別性をどう見るか――「対人サービス」全体の課題

以上述べてきた論点とはまた別に、「看護の経済的評価」に対するある種の基本的な疑問があるとすれば、それは「ケアの個別性」に関するものであろう。すなわち、「看護、あるいは広くケアというものは、個々の患者さんの病態や、ひいては心理状態、家族関係、個人としての生活史等々あらゆる要素を踏まえたうえでのきわめて個別的なものであり、したがって、経済的評価というかたちでの画一的な評価にまったくなじまないものである」といった疑問である。

この疑問は重要であり、また「ケア」ということの意味を考えていくにあたって本質的なものであるが、

同時に次のような逆の意見が可能と思われる。それは、

（a）看護（ないしケア）の「個別性」を強調するのはよく理解できるが、かといって看護が個々の看護者の恣意に流れてよいというものではなく、同時に看護の「標準化」は必要なのではないか

（b）経済的評価を看護の質をよく反映したきめ細かなものとしていくことは、ケアの「個別性」の要請ともむしろ両立するのではないか

というものである（これらの点は第Ⅱ章で「医療の標準化」に関して論じたこととも関連する）。

心理学者の河合隼雄氏は、心理療法、あるいはそこでの心理療法家とクライエントのかかわりの「個別性」を繰り返し強調し、それがどう転んでも定型的な「マニュアル」になじまない性格のものであることや、通常の近代科学におけるような因果的思考（こうすればこうなる、というとらえ方）が妥当しがたい領域であることを述べている〔『心理療法序説』岩波書店、一九九二年〕。

看護を含め医療の分野はなお「技術」としての標準化が比較的可能な分野と思われるが、「対人サービス」の領域のうちでも心理や教育といった分野は、こうした個別性がとりわけ強く現れる領域であると思われる。しかし、かといって「経済的評価」が必要ないということにはなりえない（もしそうしてしまうと、心理臨床家や教師は失業してしまうことになる）。

ケアという営みの特性を十分視野に収めたうえでの経済的評価がいま求められているのであり、このことは、さまざまな「ケア」が社会においてきわめて大きな比重を占めることになるこれからの時代においてとりわけ重要な、新しい課題である。この場合、①ケアのもつ「個別性」、②ケアの「相互性」、言い換えれば受け手（患者）の評価が本質的な意味をもつこと、③ケアにおいて「時間」という要素のもつ重要性、とい

図表VI・2　医療の経済的評価の全体的見取り図と看護

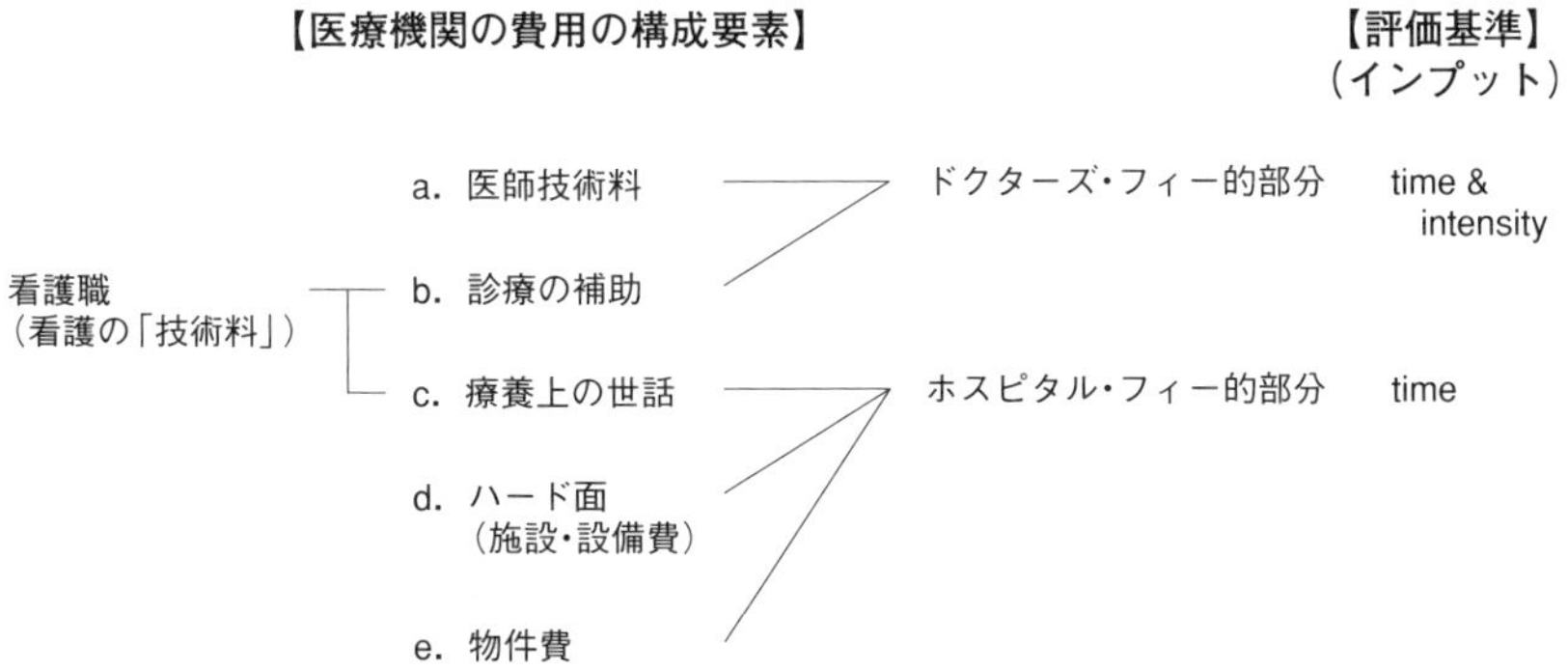

（注）平成7年医療経済実態調査によれば、a～eの構成割合は以下のとおり（一般病院）。

a	（医師人件費）	13.5%
b・c	（看護婦人件費）	20.3%
d	（減価償却費）	3.8%
e		46.1%（医薬品費 22.3%）

う点をいかに受け止めていくかが、経済評価を考えるにあたって特に重要であると思われる〔拙著『ケアを問いなおす』参照〕。

看護の経済的評価

◆ドクターズ・フィーとホスピタル・フィー

では、以上のような視点を踏まえたうえで看護の経済的評価はどうあるべきか。これを次に考えてみよう。

図表VI・2は、看護を含む医療の経済的評価の全体像を概観したものである。まず、医療機関にとっての費用の構成を見ると、それは図におけるa～eのようなものになっている。aは医師の人件費（給与）であり、bおよびcは看護職の人件費（給与）ということになる。これらは医療機関にとっての費用の側から見たものであるが、これを公的医療保険における診療報酬上どう評価していくかが、「看護の経済的評価」の基本的な枠組みとなる。

さて、看護職について見ると、それは大きく「診療の補助（b）」と「療養上の世話（c）」に分かれるが、これらの違いはどう考えていくべきであろうか。ちなみにアメリカの場合は、そもそも医師が「勤務医」という形態をとらず、開業医のままで病院の施設・設備を利用する、という形をとるため、

•a　の部分──→ドクターズ・フィー（……メディケア・パートB）
•b～eの部分──→ホスピタル・フィー（……メディケア・パートA）

というぐあいに医師と病院とで完全に〝お財布〟（財政）が分かれており、後者についてはメディケアの場合いわゆるDRG（疾病診断群）にもとづく定額払い制度がとられ、事実上このなかに「看護の経済評価」も包括されているわけである。

しかし日本の場合を考えると、アメリカのような形でドクターズ・フィーとホスピタル・フィーを完全分離することは不可能である。したがって、看護職の業務のうちb（診療の補助）の部分については、文字どおり「補助」的な業務であるから医師技術料（ドクターズ・フィー）と一体のものとして評価し、他方、c（療養上の世話）については、「ケア」的な部分として、ホスピタル・フィーの枠組みのなかでその評価を考えていくべきであろう。

この場合、前者（診療の補助）については、同図にも示すように、「時間と密度 time & intensity」という要素が特に重要な評価基準となり、後者（療養上の世話）については、先にも述べたように特に「時間」の要素の評価がキーポイントになるものと思われる。

看護の経済的評価の具体的課題

では、以上のような基本的な考え方に沿って考えるとき、看護の経済的評価において今後具体的に課題となるのはどのような点であろうか。以下簡潔に列挙してみたい。

◆入院医療全体の評価のレベルアップ

まず基本的に問題となるのがこの点であると思われる。わが国の診療報酬は、開業医が医療の中心的な担い手であった昭和三三年にその骨格ができたものであり、その後改定を重ねてきているものの、「病院、特に入院医療に対する評価が構造的に低い」という基本的な特徴をもっている（第II章参照）。このため、入院部門は看護を含めて基本的に大きな赤字部門であり、診療報酬における評価は十分とはいいがたい。したがって、まずはこうした医療費の配分構造そのものを大きく変えていく必要があり、それが看護の経済評価の基礎となるものと私は考える。

ちなみに、「医療費全体に占める入院医療費の割合」を国際比較すると、アメリカが五九％であるのに対し日本は三八％に過ぎない（一九九三年度）。つまり日本の医療は「外来」のシェアが非常に大きく、入院医療費が低く抑えられていることに特徴がある。したがって、現在議論が進んでいるように今後DRGにもとづく評価を考えていく場合にも、こうしたアメリカとの構造的な違いを十分踏まえたうえでの対応をしないと、看護を含めた入院医療がさらに圧迫されるおそれがあると思われる。

また、アメリカにおいてはナーシングホームの病床数が病院の病床数よりも多いなど、「福祉的な受け皿」

の状況が日本とは大きく異なるので、単純な「在院日数短縮」の発想は危険であることも強調しておきたい。

◆特定の看護行為に対する独立した評価（および外来看護の位置づけ）

現在のような単純に人数に着目した評価ではなく、特定の看護行為に着目した評価が考えられる。この場合筆者は、「診療上の補助」的部分よりも、「療養上の世話」の部分のほうがこうした評価がなじみやすいと考える。というのも、前者については、上記のように業務の性格上、基本的には医師技術料（ドクターズ・フィー）に包括して評価するのが本来であると考えられるからである（ただし後で述べる外来看護の問題は残る）。

これに対し、「療養上の世話」の部分に関しては、現在すでに診療報酬上の評価が始まっているように、入院時の計画や退院時（あるいはそれ以降）の指導・フォローアップ、あるいは訪問看護的なケアなど、特定の看護行為に着目した評価を拡充していくことが検討課題であると考えられる。

一方、上記のように日本の場合、「外来」に看護業務の多くが割かれることが、救急を除いて原則外来を診ない欧米諸国の病院との本質的な違いであり、日本における看護の経済的評価を考える場合に忘れてはならない重要な点である。これについては「外来看護」全体を何らかのかたちで包括的に評価することの可能性が検討されるべきであろう。

◆アウトプット・ベースの評価の可能性

現在の診療報酬や、以上述べてきた点は、いずれも基本的に看護行為の業務量ないし投入量（インプット）にもとづく評価が基本となっている（もちろん医師に対する技術料もそうである）。しかし、本来看護の評価はそれがもたらした成果（アウトカム）ないしアウトプットに着目して評価されるべきとも考えられる（介護保険においてはそうした「成功報酬」的な要素が一部取り入れられている）。

もちろん、成果ないしアウトプットに基づく評価ということは、そうした成果（患者の病態の改善など）の評価それ自体がきわめて困難であり、したがって経済的評価ということもむずかしい面をもっているが、本来は医療あるいは看護サービスの質というものはそうした成果に着目しておこなわれるべきであり、看護の経済的評価についても、今後そうした成果ないしアウトプットに着目した評価手法が確立されていくべきであろう（たとえば、要介護度の評価・測定と同様に看護必要度に関する精緻化された指標を開発し、そうした必要度が改善された場合について、診療報酬において成功報酬的に評価する、といったことが考えられる）。

◆病院機能評価と連動させた評価

（財）日本医療機能評価機構による病院機能評価の事業が一九九七年度（平成九年度）にスタートしているが、ここでは「看護」（の質）に対する評価が重要な部分を占めている。そこで、こうした病院機能評価の結果と、その病院に対する診療報酬（ないし補助金等）上の評価を何らかのかたちで連動させていくことが、今後大きな課題となるだろう。★実際、アメリカの場合、機能評価がメディケアにおける保険償還と結びつけられている。「看護の質」そのものを経済評価につなげるという意味では、この点は重要なものになると考えられる。

★病院機能評価と病院経営

最近、病院機能評価と病院経営との関係が大きな関心事となっていること（たとえば、病院機能評価において高い質のサービスを提供している、と評価された病院の経営状態が良好なものかどうかといった点）から、日本医療機能評価機構では一九九七年度に有識者からなる「評価と経営の関係に関する検討会」を設置し、病院機能評価と経営との関係について検討をおこなってきた。力不足ながら筆者はその座長を務める機会に恵まれたので、その検討内容の一部について、特に看護との関連を意識して述べてみたい。

今回の検討会では、同機構の事務局の多大な努力により病院機能評価事業の平成七・八年度の運用調査および九年度本稼動における対象病院（一般病院B）のデータを用いて統計的な分析をおこない、病院機能評価における各評価項目の評価結果とその病院の経営状態とのあいだにどのような相関関係があるかの検討を試みた。限られたデータ数のものであり、なお試行的な性格のものではあるが、いくつかの興味深い結果も示されている。たとえば、医業収支比率と各評価項目との相関関係を見ると、「病理部門の機能」や「麻酔部門の管理」、「教育・研修体制」、「継続的看護」等の評価項目については、経営状態とは負の関係が見られる（つまり、それらの項目での評価が高い病院のほうが経営状態が悪いという関係）。他方、「リハビリ部門の体制」、「医療費算定業務」等の項目については、経営状態とプラスの相関関係が見られた。

今回の分析はごく暫定的な性格のものであり、また経営状態に影響を及ぼす要因は無数であって単純な因果関係を想定するのは誤りであるが、ひとつ示唆されるのは、看護を含め、必ずしもサービスの質の面で高い評価を得ていることが経営状態の良さにつながっているとは限らない面がある、という点である。これにはやはり、看護を含むサービスの質の充実やそのためのコストや投資などが、診療報酬等においてどれだけ評価され、それが収入に結びつきうるか、という点が大きいと思われる。

ちなみに、アメリカの場合には、全体として、機能評価を行う組織であるJCAHOによる評価規準を満たしている病院の方が経営状態もよい傾向にあることが示唆されており、この背景には、質を高め認定を受けることが患者の増加等に結びつくといった点が働いているようである［東京大学医学部助手・福田敬氏の報告］。

こうした点を踏まえると、機能評価の結果と経営状態との相関関係について、より多くのデータを集積しさらに分析を深めていくことと並んで、機能評価の結果を診療報酬や補助金等のなかでどのように位置づけ評価していくか、といった政策面・制度面での対応のあり方についての検討が重要となってくる。これらは「ケアの経済評価をどのように進めていくか」という普遍的なテーマと重なる論点であり、私自身は、何らかのかたちで病院機能評価での評価を診療報酬上の評価に反映させる手法（たとえば、評価の高い病院については診療報酬上の一定の加算をおこなう等）を検討していくべき時期にきているのではないかと考えている。

以上、ケアの経済評価に関する基本的な議論から始め、今後の具体的な課題についても簡単にふれた。いずれにしても、看護の経済的評価は新しい課題であり、また、この問題は、成熟社会あるいは高齢化社会において「ケア」というものを社会全体のなかでどう位置づけ評価していくか、というより大きな文脈のなかで考えられていくべきテーマである。今後、そうした広い視野に立った調査研究や検討作業が求められている。

2　ケアの市場化と社会保障

前節では看護を中心にその経済的評価ということについて考えたが、ここでは視点の中心を福祉サイドに移すとともに、ひと回り広い視野からそこでの「公私の役割分担」というテーマについて論じてみたい。

「福祉」の意味

まず、こうしたテーマについて論じるとき、どうしても最初に確認しておく必要があるのが、「(社会)福祉」という言葉の実質的な意味である（この点が曖昧だと、議論が無用の混乱をきたす場合がある）。

もっとも広義においては、福祉という言葉は、たとえば「人類の〝福祉〟の向上」といった表現などのように、ほとんど「幸福、安寧」といった言葉と同義で使われることがある。次に、中間的な意味として、ほぼ実質的に（年金や医療までを含む）「社会保障」と等しい意味で使われることがある。たとえば厚生省が一九九四年に「二一世紀福祉ビジョン」という報告を公表した際の「福祉」とか、若干広がるが「福祉国家」というときの「福祉」もこれに近い。最後に、いわば社会保障の一分野としての、「社会福祉」という意味での「福祉」である。ここでまず中心的に考えてみたいのは、この第三の意味の「福祉」である。

◆「人を対象とする心理的・社会的サポート」に拡大

しかし、実はこの第三の意味の「福祉(社会福祉)」自体が、大きく次の二つの意味をもつようになっている。それはすなわち、

(a)「低所得者性」に着目した施策としての「福祉」
(b)「対人社会サービス personal social service」としての「福祉」

という二つである。前者はいうまでもなく、いわば伝統的な社会福祉が対応してきたもので、生活保護はもちろん、老人福祉や児童福祉等が論じられる場合もつねに基調に置かれていたものである。ところが近年急速に拡大し、重要性を増しているのは(b)の意味での福祉であろう(ちなみに、「対人社会サービス」という表現は、イギリスにおける一九六八年の「シーボーム報告」において明確なかたちで提唱され、以降同国の社会政策の中心に置かれてきたコンセプトである)。社会福祉が「普遍化」している、という意味もこのことと重なっている。つまり、低所得者にかぎらずとも、たとえば高齢になって介護の問題に直面するのは一般的なことであり、それはその人の所得の多寡とは本来無関係である。

言い換えると、(b)の意味での福祉は、低所得者性といったことではなくむしろ「サービス」の中身そのものに着目した概念であり、そのかぎりでは、他のサービス業と本質的に変わるものではない。また、これは筆者の私見であり、また「ケア」という本書でのテーマと直結することであるが、こうした意味での「福祉」は今後大幅にその内容を広げ、医療はもちろん「心理」や「教育」、ひいては「癒し」、「アート」、「環境」といった分野ともクロスしていくものと思われる。要するに、いわば「ケア(産業)」とでも包括されるような、〝人を対象とする心理的・社会的サポート〟を使命とする幅広い領域に再編されていくものと

考えられるのである。

このように見ていくと、ある意味でケアという分野はその経済規模や効果の大きさを含め、日本における「二一世紀のリーディング・インダストリー」といった意味合いをもつことになる〔拙著『ケアを問いなおす』参照〕。

福祉における公私の役割分担——福祉の市場化?

◆「財政＝公、供給＝私」の〝擬似市場〟が登場

話題を次に進めたい。このように、福祉という領域が広く「対人社会サービス」という性格をもつようになると、おのずとそこでの「公私の役割分担」についても新たな見直しが必要になってくる。というのも、もし福祉が伝統的な（a）の意味のもの、つまり低所得性に着目した施策ということにとどまるのであれば、それは経済学的には「所得再分配政策」の対象ということになり、こうしたことは民間部門ないし市場においては困難であるから、もっぱら公的部門つまり政府によって担われる必要がある。しかし（b）の意味の福祉はそうしたものではない。

では、福祉の意味の広がりあるいは福祉の普遍化という状況を踏まえたうえで、どのような「公私の役割分担」が望ましい姿といえるのだろうか。これが、今後の社会福祉を考えていくうえでのもっとも基本的な問いでありまた座標軸となる。

このテーマを考えるうえでまず重要なのは、すでに本書のなかでさまざまな場面にそくして述べてきたように、「財政」と「供給」を分けて考える、ということであろうと思われる。つまり、①そのサービスに関

する財政つまり財源面での手当てが公的なものか私的なものか、ということと、②サービスの供給主体が公的な主体か私的な主体かということを、いったん区別して考える、ということである。

さて、以上のような前提に立つと、財政および供給をそれぞれ公的におこなうか私的におこなうか、ということで、図表VI・3に示すような四つのパターンがありうることになる。

さて、この図のうちAはいわば従来型の「福祉」の姿であり、公的な財源に基づき公的な主体がサービスの提供をおこなうというパターンのものである（形式的には日本の場合、社会福祉法人は「民間」非営利の主体であるが、さまざまな経緯から公的な主体と同様の規制ないし扱いを受けてきた）。一方、この対極に位置するのがDの領域であり、これは財政も供給もプライベートというものであって、つまり民間企業が利用者から直接対価をとりながらサービスを提供するもので、これはまさに「市場」そのものである。

図表VI・3　福祉における公私の役割分担

供給＼財政	公	私
公	A 伝統型福祉	B ……
私	C 「擬似市場」	D 「市場」

Bの領域はここでは考えにくいので省略するとして、今後特に問題となるのはCの領域、すなわち福祉における「財政＝公、供給＝私」というパターンをどう位置づけ評価していくか、という点である。

従来は、「財政と供給の一致」、つまり財政が公なら供給も公（Aの領域）、逆に財政が私なら供給も私（Dの領域）、ということが、福祉サービス提供のいわば暗黙の前提をなしていた。ところが、特に一九八〇年代以降のイギリスを中心に、こうした「財政と供給の一致」原則は必ずしも絶対的なものではない、という議論が活発となり、財政と供給を「分離(スプリット)」したうえで、特に「財政＝公、供給＝私」という形態を積極的に導入し、福祉や医療の効率化や、消費者による「選択」と競争原理の導入をはかっていこうとする政策展開がなされたのである。

これがいわゆる「擬似市場 quasi market」ないし「内部市場 internal market」論であり、こうした考え方はイギリスにおけるNHS改革やコミュニティケア改革の理論的背景ともなり各国にも影響を与えた。今後のわが国における「福祉における公私分担」論で焦点となるのは、実質的にはこの「擬似市場」のあり方であろう。

擬似市場をめぐる論点

◆〝いいとこ取り〟をどう防ぐか

さて、介護保険について見るとそれはいうまでもなく「財政＝公」のシステムであるから、介護保険における民間企業の位置づけという問題も、まさにこうした「擬似市場」に該当する。これについては、一方で、通常のシルバーサービス、つまり財政も「私」であるような純然たる「市場」とはその意味合いが基本的に異なる、という点を確認しておく必要がある。つまり、財政が公的に保障されている以上、たとえば〝高所得者でなければサービスを購入することができない〟といった問題、すなわち所得再分配上の公平性をめぐる問題はこの領域では本来起こらないはずであり、通常の「市場」の場合に生じる問題と混同してはならない。

しかし他方で、こうした「財政＝公、供給＝私」というパターンは、財政と供給をともに「公」でまかなう場合に比べていくつかの基本的な問題を生む可能性をもっている。

ここでその詳細について論じる余裕はないが、特に問題となるのは、第一にサービスの質の確保・チェックをめぐる課題、第二にいわゆる「クリーム・スキミング」の問題である。

前者の「サービスの質の確保・チェック」は、サービスの供給を公的部門が自らおこなう場合と異なり、独立した（民間）主体がおこなうことになるため生じる、というもので、実はこれは営利・非営利組織に共通した課題であって、営利企業だけにかぎった問題ではない。後者のクリーム・スキミング（〝いいとこ取り〟）は、その名が示すとおり、一般に営利企業が営利動機ゆえに対象者を選別する行為をいう。

擬似市場の場合には、介護保険がそうであるように、あくまで支払いは「公」的に保障されているのであるから、単純な意味でのこうしたクリーム・スキミングは起こりにくい。しかしながら他方、たとえばある一定の幅の要介護度の者に対する介護サービス提供に対して、共通の公定価格が設定されているという場合、その範囲のなかでできるかぎり要介護度の軽い者を選別することで利益（一種の差益）を上げようとする、といった行動が起こる可能性はある。したがってこうした点については、支払い方式（介護報酬などサービスの公定価格の設定方式など）上の工夫や、何らかのチェック・システム等によって対応がはかられるべきであろう。

◆「イコール・フッティング」と「消費者自身の評価」が重要

全体として見ると、介護保険などを含め、こうした擬似市場的なシステム、つまり「財政は公、供給主体は民間（営利・非営利双方を含む）」という仕組みは今後さまざまな領域で広がっていくはずである。

その場合に重要となるのは、第一に、「供給主体のイコール・フッティグ（競争条件の均等）」ということである。つまり、財政と供給を分離し、しかも財政面では公的な保障をおこなう以上は、サービスの供給主体は、いわば「均等の競争条件」の下でサービスを提供する、というかたちにしなければならない。つまり、そのような条件の下で、消費者に対してもっとも「費用対効果」の高いサービスを提供できる主体が存続していく、という仕組みを整備しなければならない。したがって、公的部門による助成も、その供給主体の属性（営利か非営利か）よりも、むしろサービスの費用対効果、つまり良質なサービスを効率的に提供しているのはどこか、という観点に立ってなされる必要がある。

第二に、これは特に医療と比較した場合に顕著なことであるが、福祉の分野は、実は「サービスの質の評価」を利用者ないし消費者自身がおこないやすい分野なのである。

言い換えると、福祉の分野は経済学でいうところの「情報の非対称性」が、医療などと比べてずっと小さい。逆にいえば、福祉分野の場合には、介護サービス等を含め、こうした情報の非対称性が他の一般のサービス分野に比べて特に大きいとはいえないと思われる。したがって、もちろん先述のようにサービスの質の評価・チェックの仕組みつくりはきわめて重要であるが、その方法は、（第Ⅱ章で論じたように）医療のように専門学会や第三者機関が（医療機関と消費者の間に介在して）おこなうというよりも、消費者自身の直接的な評価が反映されるという仕組みにしていく必要がある。

このような点を踏まえると、同じ擬似市場メカニズムの導入を考える場合でも、「情報」の非対称性をめぐる違いからすれば、福祉の場合には医療の場合に比べ、より自由度の大きい対応を考えていくべきものと思われる。

◆福祉施設への営利企業参入も認めてよい

また、営利企業の参入という点について、医療および福祉それぞれの分野について議論があるが（医療における営利企業による病院経営、福祉における特養などの施設経営）、少なくとも福祉分野においては（財政＝公という擬似市場メカニズムの下で）営利企業による施設経営を認めることにそれほど大きなマイナスはないと考えられる。

この場合の根拠は、すでに述べてきたように、①財政が公的に保障されている以上「公平性」の上での問題は起こりにくく、かつ②情報の非対称性が福祉の場合小さく、したがってそれによる「市場の失敗」が生じやすいとは考えにくいことである（医療の場合は②の点で問題があり、企業による病院経営はこの理由からより慎重であるべきである）。むしろ、財政を公的に支援する場合の基準やルールを明確に（透明性の高いかたちで）定めたうえで、主体の性格を問わず基本的に「イコール・フッティング」の下での競争あるいは消費者による選択に委ねることが妥当ではないだろうか。

なお、「消費者」ということが出た関係で補足すると、福祉（社会福祉）の分野は、なお消費者団体というものが非常に未成熟な領域ではないだろうか（ここでいう消費者団体とは、個別の福祉分野や障害を超えた、一般的な「福祉消費者」という意味）。医療も大同小異ではあるが、最近は個別の患者団体というのを超えた、医療消費者団体というものが成長しつつある。今後の福祉に必要なのは、「供給者側の論理（や利害）」にもとづいた議論ではなく、何より消費者の視点である、ということをここでも強調しておきたい。

◆自助、共助、公助の三つのレベルで考える

以上「公私の役割分担」というテーマに沿って概観したが、実は以上の議論のなかで抜け落ちている重要な要素がある。それは、近年各地域において大きく発展している、「相互扶助型」の住民組織の役割をどう考えていくか、という点である。そうしたものの典型は、たとえば(財)さわやか福祉財団による「ふれあい切符」や、各地における会員制有償ボランティアなどである（こうした組織のなかにはNPO法人となっているものもある)。これらは、いままで述べてきたような公私の役割分担の枠組みとどのような関係に立つのであろうか？

こうした組織や団体は、社会保障などのテーマを考える上で基本となる三つのレベル、すなわち、

（A）**自助**……個人／自己責任／市場
（B）**共助**……相互扶助／連帯／共同体
（C）**公助**……公共性／政府

というレベルのうちで、（B）の「共助」に相当するものである（ここまでの議論では、「公と私」、つまりAとCのみを考えてきたためにこの次元が抜け落ちてた)。私自身は、こうした相互扶助型組織まで視野に入れた場合、次のような役割分担の構造がもっとも妥当ではないかと考えている。

すなわち、第一に、人々の基礎的なニードに対応する、いわばベーシックなサービスないし保障について

図表VI・4　これからの福祉の全体像――「公－共－私」の役割分担

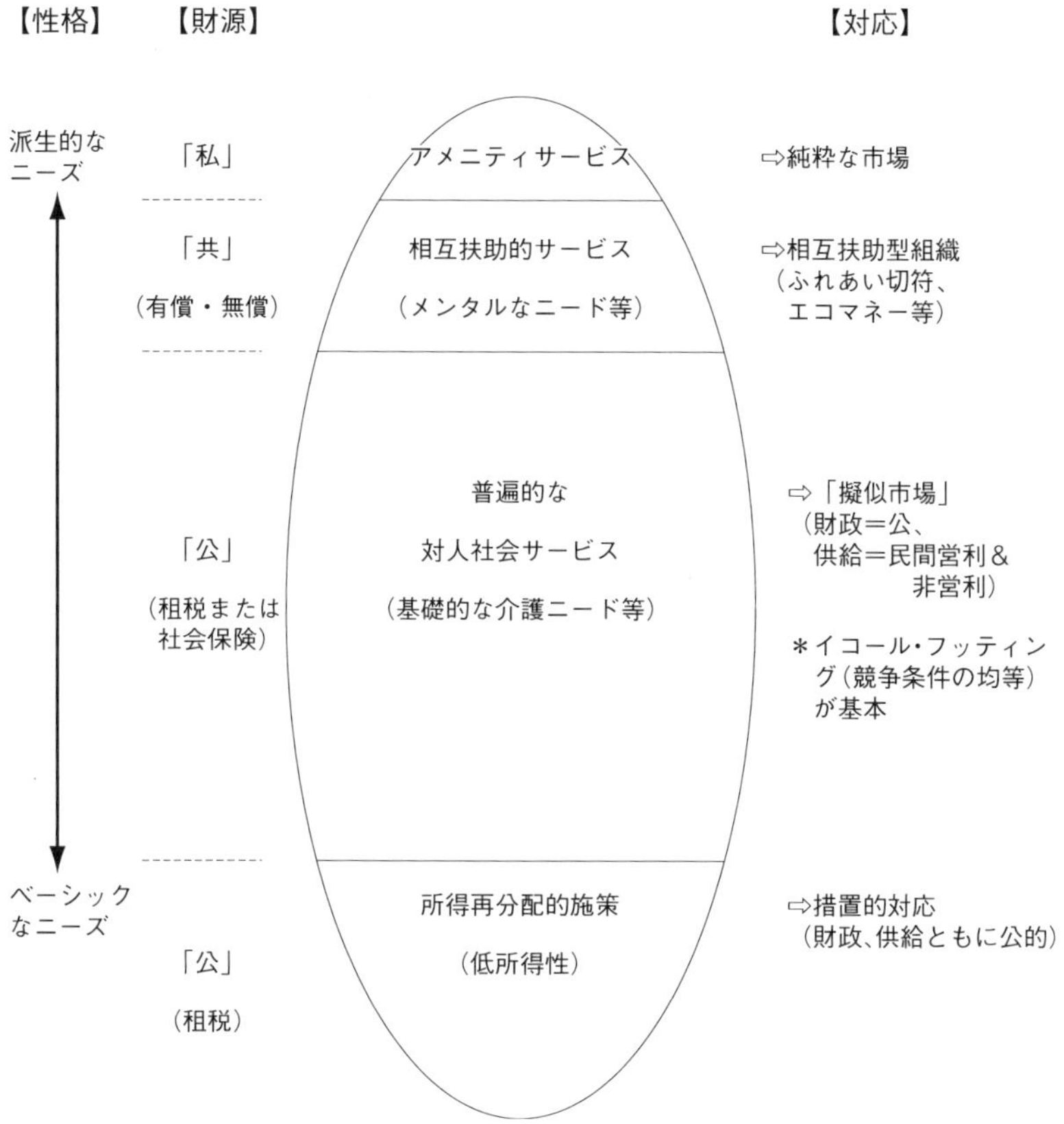

は、あくまで「公的」な財政の枠組みで対応する。このうち、先に整理した「低所得性に着目した福祉施策」については、措置的なつまり公的な性格を強く残し、一方、普遍的な「対人社会サービス」の領域については、上記の「擬似市場」的仕組みを積極的に取り入れ、営利・非営利を通じた民間の供給主体の導入をはかるのが妥当であろう。

そして第二に、そうしたベーシックなニードを超える部分――たとえば介護でいえば、身体介護等を超えた、いわゆる「心のケア」的な領域や、さらにポジティブなケアの領域――について、いま述べているような相互扶助型の組織が対応する。

最後に、以上のいずれにも属さない付加的・上乗せ的なサービスについては、各人が直接サービスの対価を支払ったり民間保険に加入するという、いわゆる「シルバービジネス」としての純然たる市場に委ねる、ということである。これらの全体をまとめたのが**図表Ⅵ・4**となっている。

以上はまったくのラフスケッチであり考え方を整理したに過ぎないが、いずれにしても、時代の要請に対応し、広い視点から「福祉」の意味や公私の役割分担を問いなおす作業が強く求められているのではなかろうか。

個人のライフサイクルと社会保障――再び「個人、ケア、社会保障」について

最後に、以上のような点を踏まえたうえで、また、前章で述べた今後の高齢者介護と医療の再編という点も含め、これからの社会保障全体の改革ビジョンについて、結論的な方向についてのみ簡潔に私見を述べておきたい。

図表VI・5　子ども・大人(現役世代)・高齢者
――個人のライフサイクルを座標軸とする社会保障

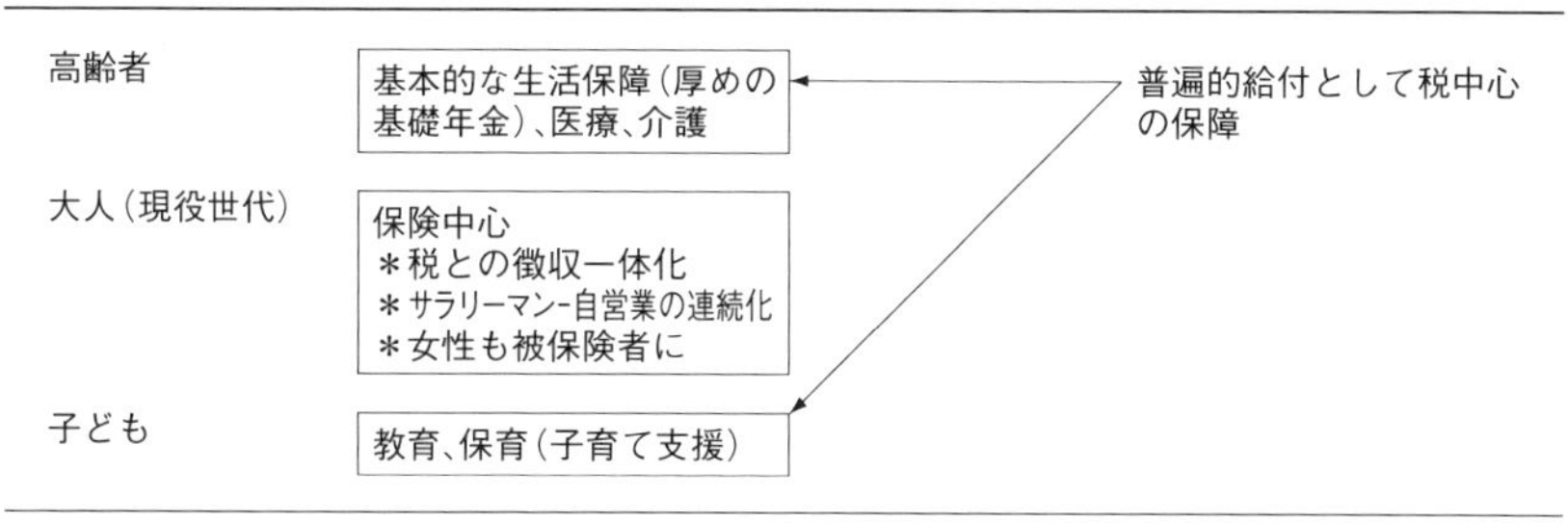

日本の社会保障給付費は、経済全体に占める比重でみるかぎり、多くの先進諸国に比べてなお相当に低い水準にある(社会保障給付費の対GDP比(一九九三年度。アメリカのみ一九九二年度)は、スウェーデン三八・五%、フランス二七・九%、ドイツ二五・三%、イギリス二一・一%、アメリカ一五・〇%に対し日本は一一・九%)。これまでの日本において、こうした低い社会保障給付でなお人々の生活保障が比較的維持されていたのは、いわば**〝インフォーマルな社会保障〟**ともいうべき安全網が存在していたことによる部分が大きいと筆者は考えている。

〝インフォーマルな社会保障〟として特に重要だったのは、第III章などでも述べたように、「カイシャ」および「核家族」という二つの強固なコミュニティであり、前者についていえば、終身雇用制のもと、社員のみならずその家族の生活保障を生涯にわたっておこなうという機能を会社は担ってきた。実際、**日本の社会保障給付は、「失業」関連の給付と「子ども」(または「子育て」支援)関係の給付の比重が国際的にみて**

非常に小さいという特徴をもっているが、このことはまさに上記のことを裏から示しているのである。

ところが現在では、「カイシャ」については雇用の流動化や就業形態の多様化のなかで、「核家族」については女性の社会進出や個人単位化のなかで、急激に「コミュニティ」としての実質を失いつつある。この結果、日本の低い社会保障給付費を支えた条件であった〝インフォーマルな社会保障〟が大きく希薄化しているのが現在進みつつある事態であり、いま求められているのは、こうした新しい状況に対応した「安全網の張り替え」にほかならない。

さて、いま指摘した「雇用の流動化」や「女性の社会進出」といった変化をとおして顕在化するのは、(カイシャや核家族から)「個人」というものが独立した単位として浮上してくるという方向であり、こうした状況をふまえると、これからの社会保障の基本となるのは、**「個人のライフサイクルを座標軸とする社会保障」**という理念ではないかと考えられる。

この場合、「ライフサイクル」という点にそくして述べると、「人間の三世代モデル」という視点に関して述べたように、骨格となるのは「子ども－大人(現役世代)－高齢者」という構造である。そして、その生活保障の姿としては、結論的には「高齢者と子どもについては『税』を中心とし、現役世代については『(社会)保険』を中心とする」社会保障の体系が妥当と筆者は考えている(**図表Ⅵ・5**)。

なぜなら、高齢者と子どもについては基本的に所得がないか少ない一方、医療などの給付面は集中的に必要となる世代であり、「拠出と給付」を均衡させるという保険の仕組みは本来的になじみにくく、税による所得移転が中心とならざるをえない層だからである。他方、文字どおり勤労所得のある「現役世代」については、効率性等の面からできるかぎり保険原理を活用したシステムが望ましい。こうして、「高齢者(医療、介護および厚めの基礎年金)－大人－子ども(子育て支援、教育など)」という、個人のライフサイクルを座標軸とした、合理的でわかりやすい社会保障の体系が浮かび上がる。

実は以上のことは、次のような基本的な発想の転換と重なっている。現在の社会保障の体系は、基本的に〝健康な、壮年男性〟をモデルにつくられており、壮年男性が制度の担い手たる「被保険者」となる一方、〝老人、子ども、女性〟は「被扶養者」というかたちで二次的な場所に置かれていた。人口構造が比較的若く、労働力が圧倒的に男性中心だった時代の産物である。

先に述べた筆者の考えは、こうした仕組みを時代の構造変化に応じて改め、これまで被扶養者として位置づけられていた者のうち、高齢者と子どもについては（税を中心とする）独立の保障の対象とし、他方で（現役世代の）女性については、その社会進出が可能となる環境を整備しつつ積極的に被保険者として位置づける、という発想に立つものである。

「個人のライフサイクルということを座標軸とする社会保障」、これが今後の社会保障の基本的な姿であり、それは同時に、第I章で述べたように、家族や共同体から「個人」が独立していくことに並行して求められる「ケア」というもの、そしてそれを公的な制度として社会化したものが「社会保障」というシステムであるという、本書全体を貫く基本的な発想ともよく呼応するのである。

参考文献――「ケア」について考えるためのブックガイド

▶本欄はブックガイド的な意味も含んでいるので，本文中で示した参考・引用文献と必ずしも一致していない．

▶ケアに関する6つの主要なテーマ群に沿って分類した．

▶筆者のコメントを適宜付しているが，まったく主観的(独断的？)なものとして受け止めていただければ幸いである(なおコメントのなかで「本書」としているのは，この『ケア学』のことをさす)．

❶ケアとは／ケアすることの意味／ケアの哲学(第I章関係)

「ケア」ということを正面からテーマにすえた本は現時点でなおごくわずか．以下では少し広い視点から，特に私たちの視界を広げてくれるような著作を中心にあげる．

►メイヤロフ(田村・向野訳)『ケアの本質』ゆみる出版, 1993年．

「ケア論」の，ある意味で古典的な本．多くの示唆を与えてくれる半面，やや迂遠な面も．

►広井良典『ケアを問いなおす』ちくま新書, 1997年．

本書の前身であり，特に「深層の時間」に関心のある方はお読みいただくと幸い．

►鷲田清一『「聴く」ことの力』TBSブリタニカ, 1999年．

本書の冒頭で示した著作．大きな力を与えてくれる本．

►川本隆史「介護・世話・配慮」,『現代倫理学の冒険』創文社, 1995年所収．

「介護」という(実はなお歴史の浅い)テーマに，倫理学の視点から先駆的に取り組んだ論考．

►金子郁容『ボランティア――もうひとつの情報社会』岩波新書, 1992年．

出版され初めて読んだとき，それまでになかったタイプの本と感じられた．さわやかな希望を与えてくれるような本．

►三好春樹『介護覚え書』医学書院, 1992年．

これも「介護」についての先駆的な，いまや古典ともいえる本．現場を踏まえたうえでの論の展開は説得的かつきわめて鋭利．

►ベナー／ルーベル(難波訳)『現象学的人間論と看護(原題は「ケアの優越性 The Primacy of Caring」)』医学書院, 1999年．

はじめて見たとき一瞬「科学哲学・科学論」の本かと見紛うたが，看護研究の第一人者によるケア論．ハイデガーの影響強し．ちなみに『存在と時間』でのキーワード「気遣い(Sorge)」はもちろん英語では「ケア」．

►河合隼雄『心理療法序説』岩波書店, 1992年．

ケアに関するさまざまなモデルについて考えさせてくれる．

►ギリガン(生田・並木訳)『もうひとつの声――男女の道徳観の違いと女性のアイデンティティ』川島書店, 1986年．

前掲の拙著でも論じた，ケアをめぐる「性差」の問題を考えるうえでのひとつの古典．男性原理

的な「公正の倫理」に対する「ケアの倫理」を提唱.

►鈴木秀子『愛と癒しのコミュニオン』文春新書, 1999年.

前掲の鷲田氏の本とは別の切り口から「聞く」ことの意味を追求.「他者に聞く」「自分に聞く」を経て「大宇宙に聞く」に至る.

►松本元『愛は脳を活性化する』岩波科学ライブラリー, 1996年.

「ケアと脳(特に情動を扱う大脳辺縁系)」というテーマを考える際の基本書.

►真木悠介『自我の起原』岩波書店, 1993年.

著者の明晰さが如何なく発揮された本.「ケア論」がそのまま「自我論/関係論」でもあることを思い出させてくれる.

►カール・セーガン(長野訳)『エデンの恐竜』秀潤社, 1978年.

第I章で紹介した本.「遺伝情報の容量が一杯になったため脳情報を発達させた人間が, それも一杯になったためコンピューターでさらに脳を外部化した」というストーリーは現時点でもスリリング. 有名な「宇宙カレンダー」の話も.

►ニコラス・ハンフリー『内なる目——意識の進化論』紀伊国屋書店, 1993年.

「私」という意識の起源を心理学, 認知科学, 進化生物学的視点を踏まえて議論. ここで展開された「人間は"生来の心理学者"」という論はきわめて示唆的.

►ダニエル・デネット(土屋訳)『心はどこにあるのか』草思社, 1997年.

原題は「さまざまな種類の心(Kinds of Minds)」であり,「心」はひとつではなくさまざまなものが存在し, したがって人間以外の生物にも存在する, との論を展開する(ある意味で日本的).「ケアと環境/自然」というテーマとも通ずる.

►広井良典編『標準看護学講座1　医療学総論(ケアを科学する)』金原出版, 2000年.

ケアをめぐる現代的な課題を, 広範な分野の若手研究者が新しい角度から論究.

❷医療技術論/医学・科学の意味/病いとは(第II章関係)

科学史・科学哲学がもともとの専攻である私にとってはこのテーマ群はもっとも関心の強い分野であるが, 現在の日本において「医療技術論」についての掘り下げた, おもしろい本がきわめて少ないというのが率直な感想. 以下はそうしたなかでも示唆に富むもの.

►中川米造『医療の原点』岩波書店, 1996年.

著者の多くの著作から, 医療技術の意味についてのまとまった本として.

►奥山眞紀子「新しい病気の概念に向けて」, 武藤正樹編『健康転換の国際比較分析とQOLに関する研究』ファイザーヘルスリサーチ財団, 1993年所収.

著者は精神科医であるが, 科学史的な視点を踏まえて医療技術, 医学の意味とその歴史的変容を明瞭にサーベイ(前掲の『医療学総論』にも同著者の論考あり).

►ルネ・デュボス(田多井訳)『健康という幻想』紀伊国屋書店, 1977年.

原著は1959年. 著者はフランス出身の細菌学者で, 後に(地球)環境問題にも深く関わる. 第II章で述べた「エコロジカル・モデル」の原型といってよいような, 医療技術論の古典.

►マクファーレン・バーネット(野島・深田訳)『遺伝子, 夢, 現実』蒼樹書房, 1973年.

著者は1950年のノーベル生理学・医学賞を受賞した"天才肌"の免疫学者. 内容は第II章で紹介

したとおり，バイオメディカル・モデル的な遺伝子研究の限界をもっとも早期に論じた本.
►Thomas Mckeown, *The Role of Medicine*, Blackwell, 1979.
►Thomas Mckeown, *The Origins of Human Disease*, Blackwell, 1988.
著者は歴史学者で，結核患者の減少は抗生物質の開発よりも社会経済的要因が大きかったことを統計データを踏まえて提示し大きなインパクトを与えたことで著名.
►David Weatherall, *Science and the Quiet Art*, W. W. Norton, 1995.
医療技術論についての幅広いサーベイ.
►Lewis Thomas, "Technology of Medicine," *The Lives of A Cell*, Viking Press, 1974.
►ルイス・トマス(石館・中野訳)『医学は何ができるか』晶文社.
著者は先般亡くなった，がん研究の世界的中心のひとつであるスローン・ケタリングがんセンターの元所長. 日本ではなぜかあまり知られていないが，エッセイ風の，しかし多くの新鮮な知見を含む多数の医療技術論を書いておりアメリカでは非常に著名.
►ダニエル・キャラハン(山崎訳)『老いの医療』早川書房, 1990 年.
著者はアメリカの生命倫理研究のメッカであるヘイスティングセンターの所長で，多くの著作あり. 高齢者医療の意味を考える場合の基本書であり論争の書.
►多田富雄他『パラドックスとしての身体』河出書房新社, 1997 年.
医療技術の意味についてのさまざまな角度からの論集.
►波平恵美子編『病むことの文化』海鳴社, 1990 年.
医療人類学の比較的若い研究者による，「病い」の意味へのさまざまなアプローチ.
►村上陽一郎『生と死への眼差し』青土社, 1992 年.
科学史の視点をベースとする，現代医療についての幅広く示唆に富む考察.
►村上陽一郎編『21 世紀の医はどこへ向かうか』NTT 出版, 2000 年.
特に「情報」という観点を中心とした現代医療論集.
►佐々木力・川喜田愛郎『医学史と数学史の対話』中公新書, 1992 年.
科学史特に数学史を専門とする著者と，細菌学と医学史研究の大家の間の幅広い対話.
►マイケル・ギボンズ編著(小林信一監訳)『現代社会と知の創造』丸善ライブラリー, 1997 年.
第 I 章でふれた「モード論」を提示した基本書.
►橳《ぬで》島次郎『先端医療にどう対処するか――医学研究の倫理と医療の倫理』, 前掲『医療学総論』(ケアを科学する)』所収.
国際比較の視点を踏まえ，「先端医療」への対応のあるべき姿と政策を明確に提示.
►広井良典『遺伝子の技術, 遺伝子の思想――医療の変容と高齢化社会』中公新書, 1996 年.
►広井良典「医学・生命科学研究のあり方と経済」,『医療と社会』第 7 巻 4 号, 1998 年所収.
►広井良典「エビデンスとは何か――科学史から見た EBM」,『週刊医学界新聞』2000 年 3 月 27 日号所収.
►OECD Working Party on Biotechnology, *The Economic Aspects of Biotechnology related to Human Health*, 1997.
「遺伝子技術と経済」という，現代的かつ日本ではあまり論じる者のいないテーマについての報告書. 今後ますます大きくなる分野と思われる.
►Office of Technology Assessment, *Life-sustaining Technologies and the Elderly*, 1987.

高齢者に対する延命医療技術(人工呼吸，栄養補給等)のあり方について正面から分析，議論した最初の報告.

►川村則行『自己治癒力を高める』講談社ブルーバックス, 1998年.

►神庭重信『こころと体の対話』文春新書, 1999年.

「ストレスと免疫」というテーマを含め，2冊とも心身医学ないし精神免疫学の視点から議論を展開し，新しい医学研究のパラダイムを示唆.

►福井次矢「医療の新しいパラダイム——Evidence-based Medicine」, 西村昭男編『医療科学』医療文化社, 1999年所収.

EBMの歴史的背景と意味についてわかりやすく概説.

►Randolph M. Nesse and George C. Williams, *Why We Get Sick*, Vintage, 1994.

►Stephen C. Stearns (ed), *Evolution in Health and Disease*, Oxford UP, 1999.

►Wenda R. Trevathan et al (eds), *Evolutionary Medicine*, Oxford UP, 1999.

►Morteza Honari and Thomas Boleyn (eds), *Health Ecology*, Routledge, 1999.

以上の4冊は第II章でふれた進化論的医学に関するもの. 今後日本でも大きなテーマになっていくと思われる. ある意味で東洋医学との接点も.

❸医療経済・医療政策(第II章, 第V章, 第VI章関係)

筆者にとってこの分野は(科学史・科学哲学とはべつの意味で)ひとつの出発点のようなものであるが，日本では最近まで全体としてはマイナーな領域にとどまっていた. しかし医療費や社会保障に対する関心が高まるなかで，今後非常に大きくなっていくことは確実. 狭義の「経済」にとどまらず，先ほどの医療技術や科学論との接点，また「倫理」ないし規範的(normative)な議論とのクロスがこれから求められる.

►広井良典『医療の経済学』日本経済新聞社, 1994年.

►広井良典『医療保険改革の構想』日本経済新聞社, 1997年.

►広井良典編『医療改革とマネジドケア』東洋経済新報社, 1999年.

►長谷川敏彦「日本の健康転換のこれからの展望」, 前掲『健康転換の国際比較分析とQOLに関する研究』所収.

第I章で述べた「健康転換」の考え方とその背景をわかりやすく概説.

►川上武『技術進歩と医療費』勁草書房, 1986年.

日本の医療ないし医療史について数多くの先駆的な研究をおこなってきた著者による，その医療技術論のひとつの大成.

►西村周三『医療と福祉の経済システム』ちくま新書, 1997年.

日本を代表する医療経済学者の一人による，わかりやすい現代医療政策論.

►池上直己, J・C・キャンベル『日本の医療』中公新書, 1996年.

特にアメリカとの比較をベースに，題名のとおり「日本の医療」の特質と問題点の全体像を明快に論じた基本書.

►高久史麿編『医の現在』岩波新書, 1999年.

1999年4月に開かれた第25回日本医学会総会に合わせて発行された，多様な視点からの現代医

療論.

►二木立『日本の医療費』医学書院, 1995年.

臨床医の視点をベースに実証的な医療経済・医療政策研究を先駆的におこなってきた著者の力が如何なく発揮された著作.

►久繁哲徳『最新・医療経済学入門』医学通信社, 1997年.

医療テクノロジー・アセスメントやEBM等の分野で多くの業績をあげてきた著者による,「医療(技術)の経済評価」に関する概説書.

►緒方泰子「看護の評価と標準化」, 前掲『医療学総論(ケアを科学する)』所収.

クリティカル・パスなど看護の標準化や評価をめぐる現代的な課題について明快に論述.

►堀越由紀子「ソーシャルワークと医学・看護」, 同上.

今後ますます大きな課題になると思われる, ソーシャルワークと医療・看護との関係について, 明晰かつ包括的に議論を展開.

❹老い/高齢者ケア/コミュニティと自然/福祉政策(第III章, 第V章, 第VI章関係)

最近急速に増えているのがこうした高齢者ケアに関する本. ただ少し厳しい見方をすれば, 介護保険にただ便乗したもの, ケアの外形的・技術的・制度的な側面にだけ注目した広義のマニュアル本が多く, 本当に新鮮な視点を与えてくれるようなものはわずか. むしろ狭義の"医療・福祉業界"以外の分野から新しい風が吹いてくることを期待.

►『超高齢社会における世代間ケアシステムのあり方についての調査研究』国際長寿センター, 1999年(中央法規出版より近刊予定).

本書の第III章で展開した「人間の三世代モデル」の発想をベースに,「老人と子ども統合ケア」の試みについて国内外の調査をおこなったものの総括版.

►今堀和友『老化とは何か』岩波新書, 1993年.

そもそも老いとは何かという点についての基本的な視点をわかりやすく示してくれる本. 著者は老化研究に関する日本での先駆者のひとり.

►品川嘉也・松田裕之『死の科学』光文社, 1991年.

大脳生理学者と進化生物学者による「死」についてのスリリングな論考. 絶版となっているのがきわめて残念.

►河合隼雄『青春の夢と遊び』岩波書店, 1994年.

人間のライフサイクルや「遊び」の意味について, 文学作品などを手がかりに新鮮な視点を提供してくれる.

►鎌田東二『翁童論』新曜社, 1988年.

民俗学の観点から, 題名のとおり「老人と子ども」というテーマが縦横無尽に論じられる. 著者の博識と想像力に脱帽.

►岡本祐三『高齢者医療と福祉』岩波新書, 1996年.

高齢者医療・福祉についてのよき意味でのスタンダード・テキストといえるもの. 具体的なエピソードなどを踏まえながら, 高齢者のターミナルケア, 福祉の経済効果など新しい課題にも広く論及.

►大熊由紀子『ねたきり老人のいる国いない国』ぶどう社, 1990 年.
この分野の古典ともいえる本．著者の「寝たきりすなわち“寝かせきり”」論は著名．90 年代の高齢者ケアの幕を開けた本ともいえようか．
►山井和則『スウェーデン発　住んでみた高齢社会』ミネルヴァ書房, 1993 年.
►山井和則・鳩山邦夫『グループホーム入門』リヨン社, 1999 年.
著者の本はいずれも大変わかりやすく，かつ客観的なデータやポジティブな「政策」志向に裏づけられているので読むと元気が出る．
►小宮英美『痴呆性高齢者ケア』中公新書, 1999 年.
著者は NHK のディレクター．グループホームでの試みを長期の泊り込み作業で映像化した番組が大きな反響を呼んだ．これはさらにプラスアルファの内容を含んだ，その書籍版．
►吉岡充・田中とも江編著『縛らない看護』医学書院, 1999 年.
「抑制廃止」に先駆的に取り組んできた病院の，理念と実践の記録．看護総婦長の田中氏による序章「縛られているのは誰か」はとりわけ印象深い．

►金子郁容『コミュニティ・ソリューション』岩波書店, 1999 年.
►『ボランタリーコミュニティ（現代農業 1999 年 8 月増刊）』農文協, 1999 年.
「定年帰農」という言葉を定着させた現代農業増刊シリーズは「ケア」というテーマにとってもきわめて示唆的．第 III 章でもふれた，望ましい老い方・死に方とは，コミュニティとは，といった主題について新たなかつ具体的なヒントを多く与えてくれる．
►加藤敏春『エコマネー』日本経済評論社, 1998 年.
新しい地域通貨＝エコマネーを軸に，経済とコミュニティと環境をつなぐ論理と具体的な構想を提示．時代に先がけた本といえる．
►佐倉統『進化論の挑戦』角川書店, 1997 年.
著者は進化生物学者であり科学論でも幅広い議論を展開．「人間とはどういう生き物か」という問いについて明快な視点を提示．
►多田千尋『おもちゃのフィールドノート』中央法規出版, 1992 年.
老人ホームや病院に「おもちゃ美術館」をつくることを通じ，「老人と子ども統合ケア」を先駆的に実践してきた著者による，広範な福祉・文化論．
►吉長元孝他『園芸療法のすすめ』創森社, 1998 年.
ケアと自然・環境を融合させる新しい試み．諸外国そして日本の動向，基本となるべき理念などがしっかりと論じられた本．
►小川節子『人生をたがやす週末農園』TOTO 出版, 1997 年.
「自然との関わりを通じた癒し」についての各地のさまざまな実践の紹介を含む．
►ウィルソン『バイオフィリア』平凡社, 1995 年
「なぜ自然とのかかわりがケアにとって意味をもつのか」という問いについてのひとつの基本的な視座を提供してくれる．

►『高齢者ケアにおける医療・福祉関連職種の役割分担に関する調査』医療経済研究機構, 1998 年.
第 V 章で論じた，各国で見直しが進んでいる「医療・福祉職種の役割分担」についての調査報告

書.
►伊藤真美『しっかりしてよ！ 介護保険』草思社, 2000年.
著者は南房総でクリニックを開業し，ターミナルケアにも積極的にかかわっている女性医師．介護保険のさまざまな問題点を，「批判のための批判」に終わらずユーモラスに展開.
►岡本祐三『介護保険の教室』PHP新書, 2000年.
►イギリス保健省（白澤他訳）『ケアマネジャー実践ガイド』医学書院, 1997年.
ケアマネジメントの“本家”であるイギリスにおける，ケアマネジャーのガイドライン．これを見ると，いかに日本のケアマネジャーの仕事が「マニアック」であるかが痛感される.
►筒井孝子『よくわかる要介護認定』日本看護協会出版部, 1999年.
日本の介護保険における要介護認定ツールを文字どおり中心となって作成した著者による，要介護認定についての解説書．著者のねらいが単純な「介護のマニュアル化」でないことが示唆される.
►社会福祉・医療事業団『欧米諸国の障害者福祉』1995年.
これまで少なかった，障害者福祉についての「政策研究」的な調査報告書.

❺ターミナルケア／死生観／スピリチュアリティ（第IV章関係）

この分野も現在では膨大な数の文献があるといえる．ただあえていえば，宗教関係を含め，死生観ということについての素朴な＝基本的な問題意識にこたえてくれるものは意外なほど少ない．そうしたなかから，死生観ということを正面から見据えたものを中心に，筆者の関心にしたがってあげてみた.

►『福祉のターミナルケアに関する調査研究報告書』長寿社会開発センター, 1997年.
第IV章でふれた「福祉のターミナルケア」についての国内外調査をまとめた報告書.
►『老人医療レセプトデータ分析事業1994年度研究報告書』1995年.
高齢者の終末期医療の内容をレセプトデータを活用して詳細に分析.
►水谷幸正『仏教とターミナルケア』法蔵館, 1996年.
いわゆる「ビハーラ」（仏教ホスピス）の試みを含め，仏教とターミナルケアについての幅広い観点からの論集．日本におけるターミナルケアのあり方についての視点を提供してくれる.
►柏木哲夫『死にゆく人々のケア』医学書院, 1978年.
あらめていうまでもなく，この分野の古典的著作．「ケア」という言葉が本の題名に使われた最初のものともいわれる.
►河野博臣『生と死の心理』創元社, 1977年.
もっとも早い時期からターミナルケアの実践に取り組んできた著者によるもの．ベースとなっているユング心理学に関する展開も興味深い.
►佐藤智『在宅でこそその人らしく』ミネルヴァ書房, 1992年.
「ライフケアシステム」とよばれる試みを通じて地域における在宅医療に先駆的に取り組んできた著者による，幅広い視点からの在宅ケア論.
►西村文夫『私が選ぶ, 私の死——終末期宣言のすすめ』角川文庫, 1999年.
著者は「終末期を考える市民の会」の活動を通じ終末期宣言書の運動に取り組んできた医師．話

題は宇宙や生命に及ぶ.
►竹中文良『医者が癌にかかったとき』文春文庫, 1994年.
50代なかばで大腸がんを体験した医師が見つめる現代医療論. 人間にとって望ましい死とは, 自然な死とはを問いなおす.
►早坂裕子『ホスピスの真実を問う――イギリスからのリポート』文眞堂, 1995年.
著者は医療社会学者. ともすればホスピスについての無条件の賛美がなされるなかで, イギリスのホスピスでの長期の実地調査と文献調査を踏まえ, その問題点をも視野に収めた新たな議論を展開.
►広井良典『ケアを問いなおす』ちくま新書, 1997年.
►高橋ユリカ『病院からはなれて自由になる』新潮社, 1998年.
自らのがん体験を踏まえ, しかしそれにとどまらず, 広い視座から現代医療のさまざまな問題点や課題を指摘. その射程はおのずと環境全体のあり方に及び, 水俣への論及で終わるラストは象徴的.
►小笠原信之・土橋律子『看護婦ががんになって』日本評論社, 2000年.
30代になってがんを経験し, その体験を通じてそれまでの医療観・看護観を根本から問いなおすことになった著者(土橋氏)とジャーナリストによる現代医療論. 看護職が現在の医療についての肉声をこのように提示したのは初めてでは.
►National Council for Hospice and Specialist Palliative Care Services, *Dillemmas and Directions : the Future of Palliative Care : A Draft Discussion Document*, 1996. (本報告書の翻訳は上記長寿社会開発センターの文献に収録)
高齢者ケアとのかかわりなど, イギリスにおけるターミナルケアの新しい動向についてのよくまとまった報告書.
►Institute of Medicine, *Approaching Death*, National Academy Press, 1997.
►David Clark (ed), *The Future for Palliative Care*, Open University Press, 1993.
この2冊はアメリカ, イギリスにおける, 政策面あるいは社会科学的な視点を含むターミナルケアについての論集.

►遠藤周作『私にとって神とは』光文社文庫, 1988年.
►遠藤周作『死について考える』光文社文庫, 1996年.
遠藤氏の死生観や宗教観が, ある意味で小説以上にストレートに語られた著作. 筆者はこの2冊を大学のゼミでもよく取り上げるが, 死生観や「仏教とキリスト教」といったテーマに関しては真っ先に読んでよい本ではないか.
►河合隼雄『中年クライシス』朝日文芸文庫, 1996年.
文学作品を手がかりに「中年クライシス」あるいは「人生後半期の課題」について幅広く論じた本. 数ある河合氏の著作のなかで, 筆者にとっては特に示唆されることの多かったもの.
►河合隼雄『子どもの本を読む』講談社α文庫, 1996年.
特にピアスの『まぼろしの小さい犬』についての論考が印象的.
►鈴木大拙『日本的霊性』岩波文庫, 1972年.
第V章でもふれたように, 直訳すれば「日本的なスピリチュアリティ」となる. 日本人にとって

のスピリチュアリティあるいは死生観という，今後重要となると思われるテーマを考えていくうえで特に意味深い本．

►町田宗鳳『法然対明恵』講談社選書メチエ，1998 年．

新進の宗教学者によるスケールの大きな本．鎌倉時代を舞台に，「死」に座標軸をおいた法然，「生」に座標軸を置いた明恵という視点をベースに日本人にとっての死生観の意味を追求．

►鈴木秀子『神は人を何処へ導くのか』クレスト社，1995 年．

先に紹介した『愛と癒しのコミュニオン』の著者によるもの．

►茂木健一郎『生きて死ぬ私』徳間書店，1998 年．

筆者と同世代の脳科学者による新鮮な論考．タイトルも魅力的．

►諸富祥彦『トランスパーソナル心理学入門』講談社現代新書，1999 年．

トランスパーソナル心理学の視点を通じて展開される死生観．ケアや癒し論ともつながっていく．

►田代俊孝編『現代人の死生観』同朋社出版，1994 年．

仏教との関わりなどを中心に，幅広くかつ現代的な視点を踏まえて語られる死生観についての論集．

►相良亨『日本人の死生観』ぺりかん社，1984 年．

►立川昭二『日本人の死生観』筑摩書房，1999 年．

同じ題名の 2 冊だが，それぞれこのテーマについての示唆を与えてくれる．

►クルマン（前田訳）『キリストと時』岩波書店，1954 年．

時間観という視点からキリスト教の意味や死生観を追求．特に「永遠」ということのテーマについて多くを考えさせてくれる．

►エリアーデ（堀訳）『永遠回帰の神話』未来社，1963 年．

これも古典的著作というべき本であるが，「永遠」と「時間」の意味について，先のクルマンの本とは別の角度から多くの手がかりを与えてくれる．

►フォン・フランツ（秋山訳）『時間——過ぎ去る時と円環する時』平凡社，1982 年．

著者はユング派の心理学者．ある意味で上記のクルマンとエリアーデをつなぐ内容のもの．「永遠」の意味についての深い洞察を含む．

❻社会保障／福祉国家／ケアと経済（第 I 章，第 VI 章関係）

この分野も最近徐々に文献が増えているが，日本のアカデミズムの性格を反映して，個別分野にのみ着目した技術的なものか，逆に抽象的・イデオロギー的な議論に終始しているものという一種の分裂状態が見られる．議論の射程の「広さ」と「深さ」，そして「政策」という視点が今後特に重要と筆者自身は考えている．

►地主重美・堀勝洋編『社会保障読本（第 2 版）』東洋経済新報社，1998 年．

社会保障についての標準的なテキスト．

►一圓光彌『自ら築く福祉』大蔵省印刷局，1996 年．

幅広い視点から展開された社会保障論の好著．

►広井良典『日本の社会保障』岩波新書，1999 年．

►広井良典「雇用・ライフサイクル・社会保障」『社会保険旬報』2000 年 2 月 1 日号, 21 日号.
►橘木俊詔『日本の経済格差』岩波新書, 1998 年.
日本社会の「平等神話」が崩壊しつつある現状を多面的なデータを踏まえながら論考. この著作から多くの論争や研究の方向が開かれていった. 同じ著者による『セーフティネットの経済学』(日本経済新聞社, 1999 年)も得られるもの大.
►大沢真知子『新しい家族のための経済学』中公新書, 1998 年.
特に女性の社会進出をめぐる政策課題について, 家族や社会保障などのテーマを含め幅広く議論.
►岡本祐三他『福祉は投資である』日本評論社, 1996 年.
特に最近関心がもたれるようになった「福祉の経済効果」というテーマについて, 実証的なデータも踏まえながら幅広い視点で論じた本.
►ピアソン(田中・神谷訳)『曲がり角にきた福祉国家』未来社, 1996 年.
著者はイギリスの研究者. 戦後の西欧での社会保障制度整備の理念的な基礎となった「福祉国家」というコンセプトについて, 多面的かつダイナミックな観点から論じられた本.
►ミュルダール(北川監訳)『福祉国家を超えて』ダイヤモンド社, 1963 年.
社会保障や福祉国家の問題を, 今後はグローバルな視点で考えていくべきことを時代に先駆けて論じた本. 著者はノーベル賞も受賞したスウェーデンの経済学者.
►OECD, *A Caring World : The New Social Policy Agenda*, 1999.
題名は直訳すると「ケアする世界」. 副題のとおり社会政策ないし社会保障の新しい課題について, 各国の動向を踏まえ多角的に分析.
►OECD, *The Future of Female-Dominated Occupations*, 1998.
題名は「女性が大多数を占める職業の未来」. 前著『ケアを問いなおす』では少しふれた, 「ジェンダーとケア」または「ケアと女性労働」というテーマを考えるにあたって参考になる本.

あとがき

ずいぶんとまた「マージナル」（境界的）な本を書いたなあというのが正直な感想である。「ケアする動物＝人間」といった主題についての哲学的な考察もあれば、医療技術論や科学史的な議論、高齢化社会や老い、コミュニティといったテーマに関する話題、死生観や時間に関すること、ひいては社会保障や医療経済といった政策的な話題等々……。「ケア」というテーマで考えていくと、自分のマージナルさがもっとも強く表れてしまう感じがする。願わくは、それが実のところ「ケア」というテーマ自体のもつ必然的な広がりを反映しているのだ、と思いたいところではあるが、それはただ読者のご批評にゆだねるほかない。

私にとって、「ケア」ということを主題にすえた本は本文でもふれてきた『ケアを問いなおす』（ちくま新書、一九九七年）に次いで二冊目である。本質的なところであまり進歩がない感もぬぐえないが、あえて前著と対比するとすれば、本書の特徴として、次のような点があげられるかと思う。

（1）「病いのエコロジー」というコンセプトを含め、医療モデルないし医療技術の問題に少し新しい角度からのアプローチを試みたこと

（2）「老人と子ども」、「人間の三世代モデル」というテーマを手がかりに、コミュニティそして自然という方向への議論を展開したこと

（3）「ケアと社会保障」の関係という主題をかなり前面に出していること

なお、死生観やスピリチュアリティをめぐるテーマを重視したことは前著と同様である。

いまあげた(2)の点について少し補足しておこう。

私は学生のころからつい最近まで、カウンセリングとか心理療法といったものを一貫して「一対一モデル」で考えてきたように思う。ところが二、三年ほど前から「コミュニティ」という、それまで私の中で重要な位置を占めていなかったコンセプトがさまざまなところで意味をもつようになり、いまでは逆に一対一モデル――たとえばすぐれた援助者がクライエントを(見事に)「治す」といったイメージ――は、いわば近代主義的な誤った発想であるとさえ思うようになった。

重要なのは本人がコミュニティ(＝ふつうの「生活」)そして自然とのつながりをどうやってもちうるかであり、援助者はその入り口で導きをするだけだ、というとらえ方である。もちろん、その導き方がしばしば決定的な意味をもつわけであるが、それは先の一対一モデル的な意味ではまったくない。そう考えるようになった。

実は前著の『ケアを問いなおす』ではこうした発想が弱く、いわば「私」から出発して一気に「深層の時間」(というスピリチュアリティの次元)に飛んでいく、という面が強かった。そうではなくて、そのあいだに「コミュニティ」と「自然」という通路が本質的なものとしてあり、またそれを介してこそスピリチュアリティの次元にもしっかりとつながっていけるのではないか。こうした点を重視していることが、実質的に見て前著との大きな違いになっているかと思う。

また、考えてみると、先ほどの「一対一モデル」が(ネガティブな意味で)近代主義的であるというのは、人間が自然をコントロールできると(誤って)考えるのと同じように、ある援助者が別の人を何らかの意味で「治す」ことができる、と考えるところにあるように思える。ケアの場面によって、そのようなことが一切ありえないとはいわないが、そうした発想は人間や個人の力についての一種の過信から来ているように思えるのである。

矛盾することを言っているようだが、私は一方で、「一対一」関係というのはやはりケアというものの基本的なかたち、原型であり、そこから出発する以外ないものと考えている。しかし、私ともう一人の個人が向かいあう場合においても、それはそれだけで完結しているものではなく、うまく表現できないが、その背後にはコミュニティというものが控えており、さらにその底には「自然」というものが存在している（さらにはスピリチュアリティにかかわる次元が）。

現実に目に「見える」のは私と目の前にいる個人であるとしても、そのベースにはそうしたいわば「見えない」層がたしかに存在しており、そうした層に支えられてこそ個々人はある……。けっきょく、本書の「はじめに」で述べたことに再び戻ってきたことになるだろうか。

ともあれ、本書がさまざまな意味でなお途上的・中間的な性格をもっていることは確かである。私自身にとっての課題という意味でも、第Ⅳ章での死生観や「深層の時間」に関するテーマについては別途独立した本としてまとめる予定であるし、第Ⅲ章のコミュニティや自然ひいては経済システム全体にかかわる主題については、「定常型社会のビジョン」といったかたちで、社会保障と環境政策との統合という観点を中心にまとめていきたいと考えている。さらに、第Ⅱ章で述べた「病いのエコロジー」というテーマも、独立して掘り下げていきたい話題である。

逆にいえば、本書で扱った「ケア」という主題は、それ自体が重要であることはもちろんのこと、これからの時代や社会を考えていく場合に避けて通れないさまざまな論点が交差する、大きな結節点のようなものではないかと思えるのである。

「あとがき」に免じて、ここで多少個人的なことにふれることをお許しいただきたい。

本書そのものというより、本書の原型となった論文や時間論の原稿を書いていた九八～九九年ごろの時期は、私自身にとっては、人生のなかでの大きな節目となる時期であり、また精神的には（二〇歳前後の時期に続いての）ある意味でもっとも厳しい時期であった。「節目」ということの意味は、ひとつには転職も経験し、ライフスタイルの面で一定の変化があったといった点も多少は関係しているが、そうしたことより、やはり本文でもふれたような、「人生後半期」に向き合うための根本的な態度の変更ということが大きかったと思う。

それまで私自身は、第III章でも述べたような「上昇」の相のもとに人生をとらえており、また、人間が真に創造的な仕事をできるのは三〇代くらいまで、といった価値観を（漠然とではあれ）もつ人間だったと思う。ところが三〇代後半になると、もはやそうした価値観だけではやっていけないし、加えて、生のいきつく先つまり死をも含めたうえでの「生全体の意味づけ」という作業がいやがうえでも浮上してくる。それは一言でいえば、「上昇の果てのゴール」ではなくむしろ逆に「着地点」を見つけること、あるいは（人生の果てにある）「帰っていく場所」を見出す作業、ということだったと思う。

けっきょく私の場合は、本書の内容とも重なるようなさまざまなことを考えたり、死や生の意味についての自分なりの答えを確認するなかで、少しずつ苦しい時期を抜け、徐々に「人生後半期の課題」に向かい合う準備のようなものができていったように思う（その場合に重要なのは、抽象的な表現になるが、「この世界とりわけ『自然』にしっかりと根ざすこと」と「『永遠』とのつながりをもつこと」ではないかと考えている）。したがって、本書の内容はそれ自体としては客観的な論として書かれているが、「ケア」という主題がそうであるように、背景にはそうした個人的な過程が並行してあったということを記しておきたい。

その人がいなければこの世に存在しえなかった、という意味で本書の生みの親といえるのは医学書院看護出版部の白石さんである。この本の（またこの「ケアをひらく」シリーズの）企画がそこから生まれたという意味でもそうであるが、よりルーツをたどれば、実は前著の『ケアを問いなおす』自体が、もともと白石さん（と、亡くなられた同部の関山さん）の企画――具体的には『看護学雑誌』の一九九七年一年間にわたる連載「ケアって何だろう」――から生まれたものであった。

前著にも書いたように、私自身は（時間や死生観に関する）もう少し哲学的な性格の本を先にまとめるつもりだったのだが、「ケア」に関する議論や考察を進めることで、私の中で少々分裂気味だったさまざまな話題がつながっていき、また、ともすれば抽象的になりがちな死生観や時間に関する考察が鍛えられ、わずかでも地に足のついたものになったと感じている。心よりお礼申し上げる次第である。

なお、本書をまとめるにあたっては、これまでに書いてきた以下の拙文を適宜活用したことを記しておきたい。

・「ケアの哲学」、『季刊仏教』第五一号。
・「医療の不確実性と医療システム改革」、村上陽一郎編『二一世紀の医はどこへ向かうか』ＮＴＴ出版、二〇〇〇年。
・「人間の三世代モデル――新しい高齢化社会のビジョンに向けて」、『社会保険旬報』一九九九年三月二一日〜四月一一日号。
・「医療政策としての「生活習慣病」対策」、『綜合臨床』一九九九年九月号。
・「欧米諸国における医療・福祉関連職種の役割分担の見直し」、『看護学雑誌』一九九八年一二月号。
・「看護の経済的評価への視点」、『インターナショナル・ナーシング・レビュー』一九九九年一月号。
・「経済社会における社会福祉のグランドデザイン」、『月間福祉』二〇〇〇年一月号。

最後に、第I章でも述べたように、「ケア」というテーマについて実のある議論や研究そして実践を展開していくためには、既存の学問分野や日本のアカデミズムの研究スタイルを大幅に変えていくことが必要になる。そこでポイントとなるのは、従来の学問のタテワリ性から自由であることと、「政策研究」という発想をもつことではないかと思う。それを「ケア学」と呼ぶかどうかはともかくとして、「ケア」についての学際的で、原理的であると同時に政策志向をもった研究が、大きく展開していくことをただ願ってやまない。

二〇〇〇年初夏

広井良典

著者紹介

広井良典（ひろい・よしのり）
1961年岡山市生まれ．東京大学教養学部卒業（科学史・科学哲学専攻），同大学院修士課程修了．86年に厚生省に入省し，医療保険・障害者政策などにかかわる．この間，88年から90年までマサチューセッツ工科大学大学院に留学（「科学，技術と社会（STS）」専攻）．千葉大学法経学部教授を経て，京都大学人と社会の未来研究院教授．専攻は医療政策，社会保障論および科学哲学．
医療や社会保障に関する具体的な政策研究から時間論，ケア論などの科学哲学的考察まで幅広く活動をおこなっている．2009年に『コミュニティを問いなおす』（ちくま新書）で，第9回大佛次郎論壇賞を受賞．
▶今後の抱負…「死生観についての〈深層の時間〉論，これからの社会についての〈定常型社会〉論，医療技術についての〈病いのエコロジー〉をまとめていくこと．〈人生後半期の課題〉に向かいあうなかで，自然や農芸関係がライフワークになるのではとの予感をもちはじめている」
▶主な著書…『アメリカの医療政策と日本』（第7回吉村仁賞）『生命と時間』勁草書房，『遺伝子の技術，遺伝子の思想』中央公論新社，『医療の経済学』『医療保険改革の構想』日本経済新聞社，『日本の社会保障』（第40回エコノミスト賞）『定常型社会』『生命の政治学』『ケアのゆくえ 科学のゆくえ』『グローバル定常型社会』岩波書店，『脱「ア」入欧』NTT出版，『ケアを問いなおす』『持続可能な福祉社会』『コミュニティを問いなおす』（大佛次郎論壇賞）筑摩書房，『人口減少社会という希望』朝日新聞出版，『科学と資本主義の未来』東洋経済新報社，など多数．

シリーズ ケアをひらく

ケア学――越境するケアへ

発行――2000年 9月15日 第1版第1刷Ⓒ
2024年 5月 1日 第1版第13刷

著者――広井良典

発行者――株式会社 医学書院
代表取締役 金原 俊
〒113-8719 東京都文京区本郷1-28-23
電話 03-3817-5600（社内案内）

装幀――松田行正

印刷・製本―三美印刷

ISBN978-4-260-33087-9

シリーズ ケアをひらく ❶

第73回

毎日出版文化賞受賞!

[企画部門]

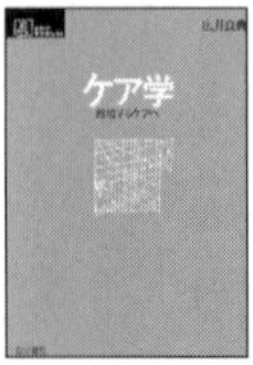

ケア学：越境するケアへ●広井良典●2300円●ケアの多様性を一望する———どの学問分野の窓から見ても、〈ケア〉の姿はいつもそのフレームをはみ出している。医学・看護学・社会福祉学・哲学・宗教学・経済・制度等々のタテワリ性をとことん排して〝越境〟しよう。その跳躍力なしにケアの豊かさはとらえられない。刺激に満ちた論考は、時代を境界線引きからクロスオーバーへと導く。

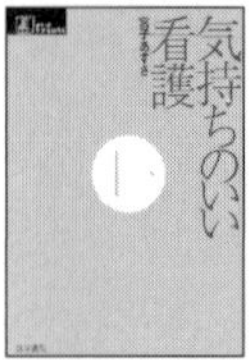

気持ちのいい看護●宮子あずさ●2100円●患者さんが気持ちいいと、看護師も気持ちいい、か?———「これまであえて避けてきた部分に踏み込んで、看護について言語化したい」という著者の意欲作。〈看護を語る〉ブームへの違和感を語り、看護師はなぜ尊大に見えるのかを考察し、専門性志向の底の浅さに思いをめぐらす。夜勤明けの頭で考えた「アケのケア論」!

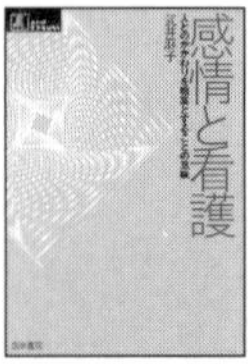

感情と看護：人とのかかわりを職業とすることの意味●武井麻子●2400円●看護師はなぜ疲れるのか———「巻き込まれずに共感せよ」「怒ってはいけない!」「うんざりするな!!」。看護はなにより感情労働だ。どう感じるべきかが強制され、やがて自分の気持ちさえ見えなくなってくる。隠され、貶められ、ないものとされてきた〈感情〉をキーワードに、「看護とは何か」を縦横に論じた記念碑的論考。

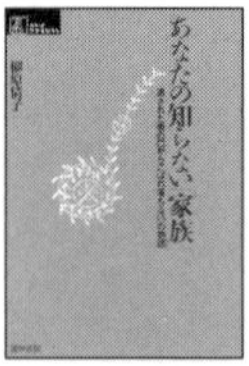

あなたの知らない「家族」：遺された者の口からこぼれ落ちる13の物語●柳原清子●2000円●それはケアだろうか———幼子を亡くした親、夫を亡くした妻、母親を亡くした少女たちは、佇む看護師の前で、やがて「その人」のことを語りはじめる。ためらいがちな口と、傾けられた耳によって紡ぎだされた物語は、語る人を語り、聴く人を語り、誰も知らない家族を語る。

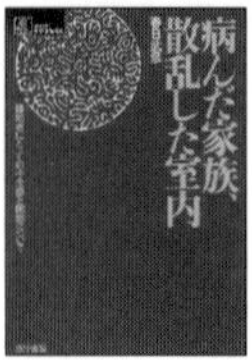

病んだ家族、散乱した室内：援助者にとっての不全感と困惑について●春日武彦●2200円●善意だけでは通用しない———一筋縄ではいかない家族の前で、われわれ援助者は何を頼りに仕事をすればいいのか。罪悪感や無力感にとらわれないためには、どんな「覚悟とテクニック」が必要なのか。空疎な建前論や偽善めいた原則論の一切を排し、「ああ、そうだったのか」と腑に落ちる発想に満ちた話題の書。

本シリーズでは、「科学性」「専門性」「主体性」といったことばだけでは語りきれない地点から《ケア》の世界を探ります。

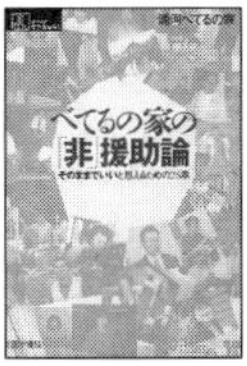

べてるの家の「非」援助論：そのままでいいと思えるための25章●浦河べてるの家●2000円●それで順調！———「幻覚&妄想大会」「偏見・差別歓迎集会」という珍妙なイベント。「諦めが肝心」「安心してサボれる会社づくり」という脱力系キャッチフレーズ群。それでいて年商1億円、年間見学者2000人。医療福祉領域を超えて圧倒的な注目を浴びる〈べてるの家〉の、右肩下がりの援助論！

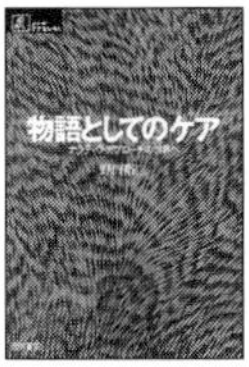

物語としてのケア：ナラティヴ・アプローチの世界へ●野口裕二●2200円●「ナラティヴ」の時代へ———「語り」「物語」を意味するナラティヴ。人文科学領域で衝撃を与えつづけているこの言葉は、ついに臨床の風景さえ一変させた。「精神論 vs. 技術論」「主観主義 vs. 客観主義」「ケア vs. キュア」という二項対立の呪縛を超えて、臨床の物語論的転回はどこまで行くのか。

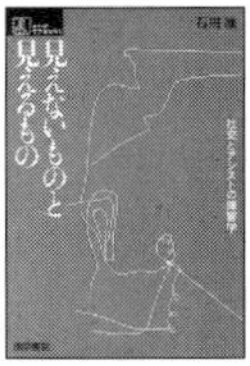

見えないものと見えるもの：社交とアシストの障害学●石川准●2000円●だから障害学はおもしろい———自由と配慮がなければ生きられない。社交とアシストがなければつながらない。社会学者にしてプログラマ、全知にして全盲、強気にして気弱、感情的な合理主義者……〝いつも二つある〞著者が冷静と情熱のあいだで書き下ろした、つながるための障害学。

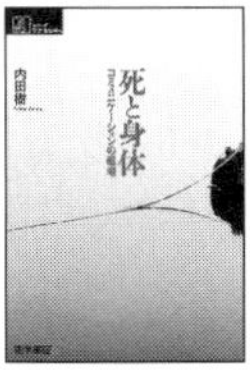

死と身体：コミュニケーションの磁場●内田 樹●2000円●人間は、死んだ者とも語り合うことができる———〈ことば〉の通じない世界にある「死」と「身体」こそが、人をコミュニケーションへと駆り立てる。なんという腑に落ちる逆説！「誰もが感じていて、誰も言わなかったことを、誰にでもわかるように語る」著者の、教科書には絶対に出ていないコミュニケーション論。読んだ後、猫にもあいさつしたくなります。

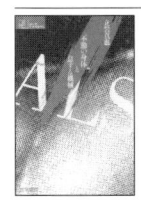

ALS 不動の身体と息する機械●立岩真也●2800円●それでも生きたほうがよい、となぜ言えるのか———ALS当事者の語りを渉猟し、「生きろと言えない生命倫理」の浅薄さを徹底的に暴き出す。人工呼吸器と人がいれば生きることができると言う本。「質のわるい生」に代わるべきは「質のよい生」であって「美しい死」ではない、という当たり前のことに気づく本。

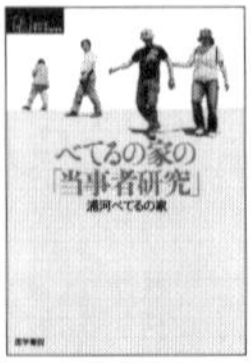

べてるの家の「当事者研究」●浦河べてるの家●2000円●研究？ ワクワクするなあ———べてるの家で「研究」がはじまった。心の中を見つめたり、反省したり……なんてやつじゃない。どうにもならない自分を、他人事のように考えてみる。仲間と一緒に笑いながら眺めてみる。やればやるほど元気になってくる、不思議な研究。合い言葉は「自分自身で、共に」。そして「無反省でいこう！」

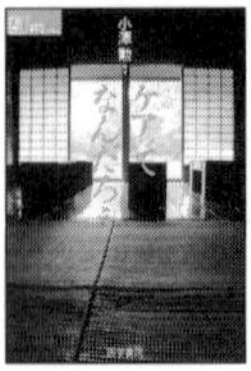

ケアってなんだろう●小澤勲編著●2000円●「技術としてのやさしさ」を探る七人との対話———「ケアの境界」にいる専門家、作家、若手研究者らが、精神科医・小澤勲氏に「ケアってなんだ？」と迫り聴く。「ほんのいっときでも憩える椅子を差し出す」のがケアだと言い切れる人の《強さとやさしさ》はどこから来るのか———。感情労働が知的労働に変換されるスリリングな一瞬！

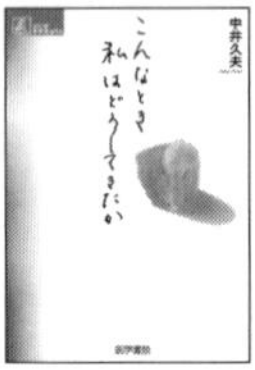

こんなとき私はどうしてきたか●中井久夫●2000円●「希望を失わない」とはどういうことか———はじめて患者さんと出会ったとき、暴力をふるわれそうになったとき、退院が近づいてきたとき、私はどんな言葉をかけ、どう振る舞ってきたか。当代きっての臨床家であり達意の文章家として知られる著者渾身の一冊。ここまで具体的で美しいアドバイスが、かつてあっただろうか。

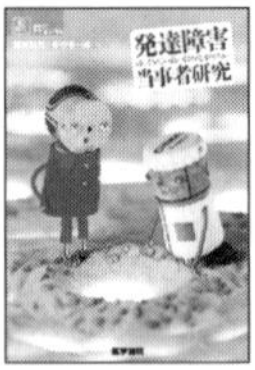

発達障害当事者研究：ゆっくりていねいにつながりたい●綾屋紗月＋熊谷晋一郎●2000円●あふれる刺激、ほどける私———なぜ空腹がわからないのか、なぜ看板が話しかけてくるのか。外部からは「感覚過敏」「こだわりが強い」としか見えない発達障害の世界を、アスペルガー症候群当事者が、脳性まひの共著者と探る。「過剰」の苦しみは身体に来ることを発見した画期的研究！

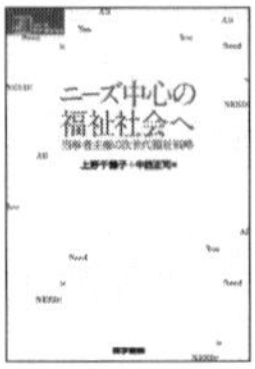

ニーズ中心の福祉社会へ：当事者主権の次世代福祉戦略●上野千鶴子＋中西正司編●2200円●社会改革のためのデザイン！ ビジョン!! アクション!!!———「こうあってほしい」という構想力をもったとき、人はニーズを知り、当事者になる。「当事者ニーズ」をキーワードに、研究者とアクティビストたちが「ニーズ中心の福祉社会」への具体的シナリオを提示する。

④

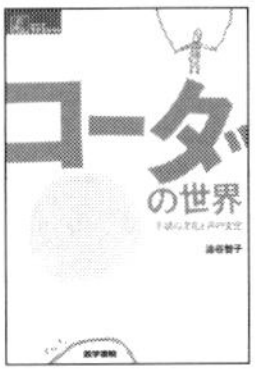

コーダの世界：手話の文化と声の文化●澁谷智子●2000円●生まれながらのバイリンガル?———コーダとは聞こえない親をもつ聞こえる子どもたち。「ろう文化」と「聴文化」のハイブリッドである彼らの日常は驚きに満ちている。親が振り向いてから泣く赤ちゃん? じっと見つめすぎて誤解される若い女性? 手話が「言語」であり「文化」であると心から納得できる刮目のコミュニケーション論。

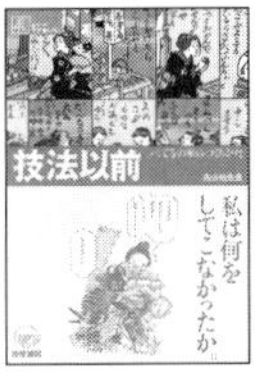

技法以前：べてるの家のつくりかた●向谷地生良●2000円●私は何をしてこなかったか———「幻覚&妄想大会」をはじめとする掟破りのイベントはどんな思考回路から生まれたのか? べてるの家のような〝場〟をつくるには、専門家はどう振る舞えばよいのか? 「当事者の時代」に専門家にできることを明らかにした、かつてない実践的「非」援助論。べてるの家スタッフ用「虎の巻」、大公開!

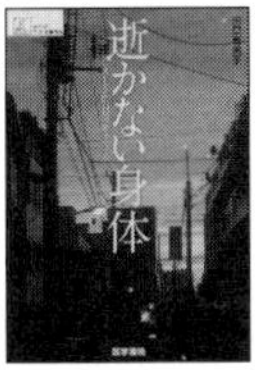

逝かない身体：ALS的日常を生きる●川口有美子●2000円●即物的に、植物的に——言葉と動きを封じられたALS患者の意思は、身体から探るしかない。ロックトイン・シンドロームを経て亡くなった著者の母を支えたのは、「同情より人工呼吸器」「傾聴より身体の微調整」という究極の身体ケアだった。重力に抗して生き続けた母の「植物的な生」を身体ごと肯定した圧倒的記録。

第41回大宅壮一ノンフィクション賞受賞作

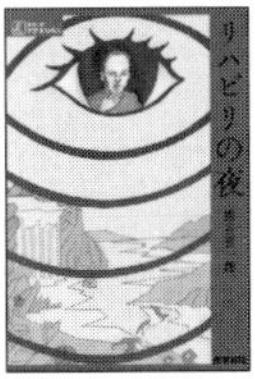

リハビリの夜●熊谷晋一郎●2000円●痛いのは困る——現役の小児科医にして脳性まひ当事者である著者は、《他者》や《モノ》との身体接触をたよりに、「官能的」にみずからの運動をつくりあげてきた。少年期のリハビリキャンプにおける過酷で耽美な体験、初めて電動車いすに乗ったときの時間と空間が立ち上がるめくるめく感覚などを、全身全霊で語り尽くした驚愕の書。

第9回新潮ドキュメント賞受賞作

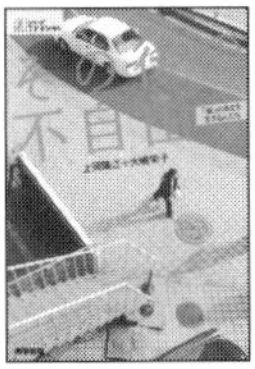

その後の不自由●上岡陽江+大嶋栄子●2000円●〝ちょっと寂しい〟がちょうどいい——トラウマティックな事件があった後も、専門家がやって来て去っていった後も、当事者たちの生は続く。しかし彼らはなぜ「日常」そのものにつまずいてしまうのか。なぜ援助者を振り回してしまうのか。そんな「不思議な人たち」の生態を、薬物依存の当事者が身を削って書き記した当事者研究の最前線!

⑤

第2回日本医学
ジャーナリスト協会賞
受賞作

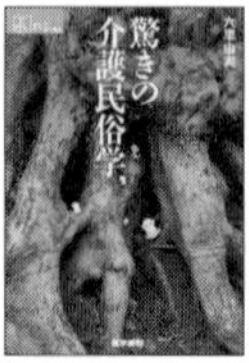

驚きの介護民俗学●六車由実●2000円●語りの森へ――気鋭の民俗学者は、あるとき大学をやめ、老人ホームで働きはじめる。そこで流しのバイオリン弾き、蚕の鑑別嬢、郵便局の電話交換手ら、「忘れられた日本人」たちの語りに身を委ねていると、やがて新しい世界が開けてきた……。「事実を聞く」という行為がなぜ人を力づけるのか。聞き書きの圧倒的な可能性を活写し、高齢者ケアを革新する。

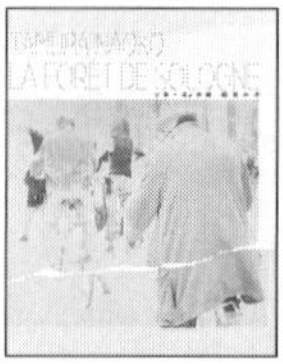

ソローニュの森●田村尚子●2600円●ケアの感触、曖昧な日常――思想家ガタリが終生関ったことで知られるラ・ボルド精神病院。一人の日本人女性の震える眼が掬い取ったのは、「フランスのべてるの家」ともいうべき、患者とスタッフの間を流れる緩やかな時間だった。ルポやドキュメンタリーとは一線を画した、ページをめくるたびに深呼吸ができる写真とエッセイ。B5変型版。

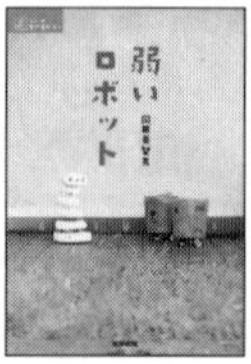

弱いロボット●岡田美智男●2000円●とりあえずの一歩を支えるために――挨拶をしたり、おしゃべりをしたり、散歩をしたり。そんな「なにげない行為」ができるロボットは作れるか？　この難題に著者は、ちょっと無責任で他力本願なロボットを提案する。日常生活動作を規定している「賭けと受け」の関係を明るみに出し、ケアをすることの意味を深いところで肯定してくれる異色作！

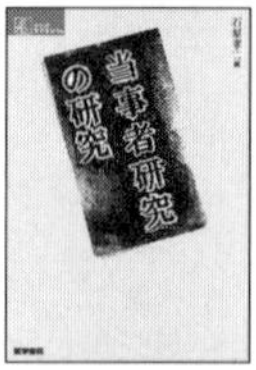

当事者研究の研究●石原孝二編●2000円●で、当事者研究って何だ?――専門職・研究者の間でも一般名称として使われるようになってきた当事者研究。それは、客観性を装った「科学研究」とも違うし、切々たる「自分語り」とも違うし、勇ましい「運動」とも違う。本書は哲学や教育学、あるいは科学論と交差させながら、“自分の問題を他人事のように扱う”当事者研究の圧倒的な感染力の秘密を探る。

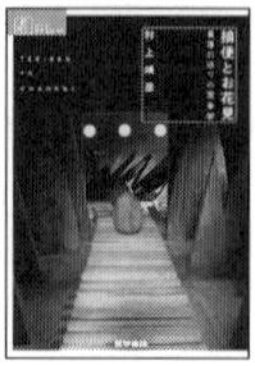

摘便とお花見：看護の語りの現象学●村上靖彦●2000円●とるにたらない日常を、看護師はなぜ目に焼き付けようとするのか――看護という「人間の可能性の限界」を拡張する営みに吸い寄せられた気鋭の現象学者は、共感あふれるインタビューと冷徹な分析によって、その不思議な時間構造をあぶり出した。巻末には圧倒的なインタビュー論を付す。看護行為の言語化に資する驚愕の一冊。

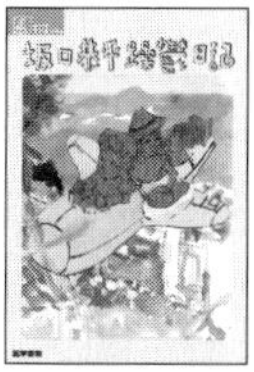

坂口恭平躁鬱日記●坂口恭平●1800円●僕は治ることを諦めて、「坂口恭平」を操縦することにした。家族とともに。――マスコミを席巻するきらびやかな才能の奔出は、「躁」のなせる業でもある。「鬱」期には強固な自殺願望に苛まれ外出もおぼつかない。この病に悩まされてきた著者は、あるとき「治療から操縦へ」という方針に転換した。その成果やいかに！ 涙と笑いと感動の当事者研究。

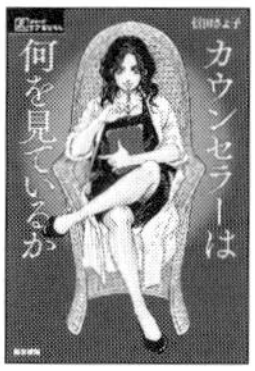

カウンセラーは何を見ているか●信田さよ子●2000円●傾聴？ ふっ。――「聞く力」はもちろん大切。しかしプロなら、あたかも素人のように好奇心を全開にして、相手を見る。そうでなければ〈強制〉と〈自己選択〉を両立させることはできない。若き日の精神科病院体験を経て、開業カウンセラーの第一人者になった著者が、「見て、聞いて、引き受けて、踏み込む」ノウハウを一挙公開！

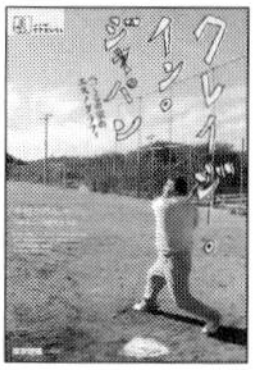

クレイジー・イン・ジャパン：べてるの家のエスノグラフィ●中村かれん●2200円●日本の端の、世界の真ん中。――インドネシアで生まれ、オーストラリアで育ち、イェール大学で教える医療人類学者が、べてるの家に辿り着いた。7か月以上にも及ぶ住み込み。10年近くにわたって断続的に行われたフィールドワーク。べてるの「感動」と「変貌」を、かつてない文脈で発見した傑作エスノグラフィ。付録DVD「Bethel」は必見の名作！

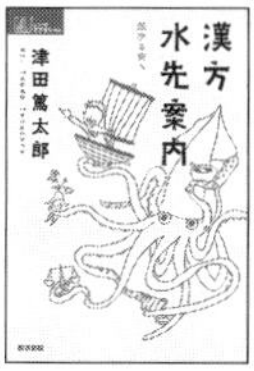

漢方水先案内：医学の東へ●津田篤太郎●2000円●漢方ならなんとかなるんじゃないか?―― 原因がはっきりせず成果もあがらない「ベタなぎ漂流」に追い込まれたらどうするか。病気に対抗する生体のパターンは決まっているならば、「生体をアシスト」という方法があるじゃないか！ 万策尽きた最先端の臨床医がたどり着いたのは、キュアとケアの合流地点だった。それが漢方。

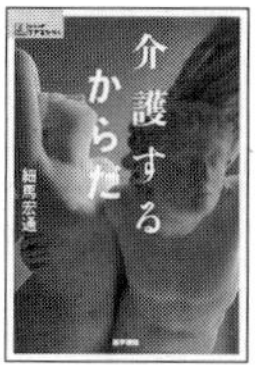

介護するからだ●細馬宏通●2000円●あの人はなぜ「できる」のか?―― 目利きで知られる人間行動学者が、ベテランワーカーの神対応をビデオで分析してみると……、そこには言語以前に〝かしこい身体〟があった！ ケアの現場が、ありえないほど複雑な相互作用の場であることが分かる「驚き」と「発見」の書。マニュアルがなぜ現場で役に立たないのか、そしてどうすればうまく行くのかがよーく分かります。

第 16 回小林秀雄賞受賞作
紀伊國屋じんぶん大賞 2018 受賞作

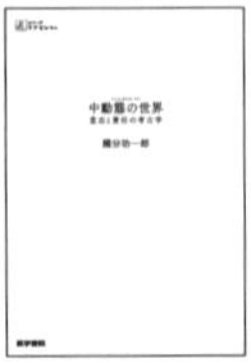

中動態の世界：意志と責任の考古学●國分功一郎●2000円●「する」と「される」の外側へ——強制はないが自発的でもなく、自発的ではないが同意している。こうした事態はなぜ言葉にしにくいのか？ なぜそれが「曖昧」にしか感じられないのか？ 語る言葉がないからか？ それ以前に、私たちの思考を条件付けている「文法」の問題なのか？ ケア論にかつてないパースペクティヴを切り開く画期的論考！

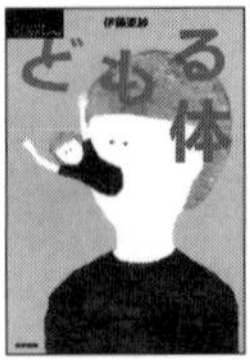

どもる体●伊藤亜紗●2000 円●しゃべれるほうが、変。——話そうとすると最初の言葉を繰り返してしまう(＝連発という名のバグ)。それを避けようとすると言葉自体が出なくなる(＝難発という名のフリーズ)。吃音とは、言葉が肉体に拒否されている状態だ。しかし、なぜ歌っているときにはどもらないのか？ 徹底した観察とインタビューで吃音という「謎」に迫った、誰も見たことのない身体論！

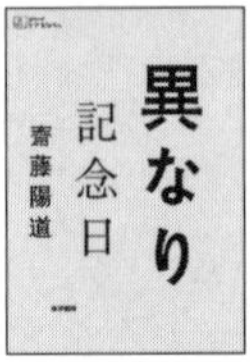

異なり記念日●齋藤陽道●2000 円●手と目で「看る」とはどういうことか——「聞こえる家族」に生まれたろう者の僕と、「ろう家族」に生まれたろう者の妻。ふたりの間に、聞こえる子どもがやってきた。身体と文化を異にする 3 人は、言葉の前にまなざしを交わし、慰めの前に手触りを送る。見る、聞く、話す、触れることの〈歓び〉とともに。ケアが発生する現場からの感動的な実況報告。

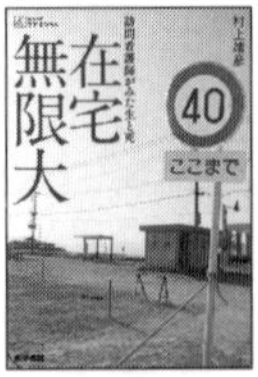

在宅無限大：訪問看護師がみた生と死●村上靖彦●2000円●「普通に死ぬ」を再発明する——病院によって大きく変えられた「死」は、いま再びその姿を変えている。先端医療が組み込まれた「家」という未曾有の環境のなかで、訪問看護師たちが地道に「再発明」したものなのだ。著者は並外れた知的肺活量で、訪問看護師の語りを生け捕りにし、看護が本来持っているポテンシャルを言語化する。

第 19 回大佛次郎論壇賞受賞作
紀伊國屋じんぶん大賞 2020 受賞作

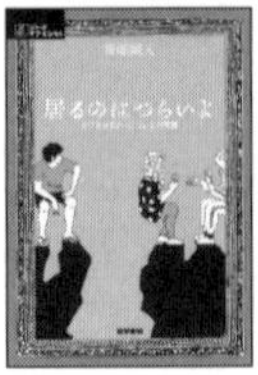

居るのはつらいよ：ケアとセラピーについての覚書●東畑開人●2000 円●「ただ居るだけ」vs.「それでいいのか」——京大出の心理学ハカセは悪戦苦闘の職探しの末、沖縄の精神科デイケア施設に職を得た。しかし勇躍飛び込んだそこは、あらゆる価値が反転する「ふしぎの国」だった。ケアとセラピーの価値について究極まで考え抜かれた、涙あり笑いあり出血(！)ありの大感動スペクタル学術書！

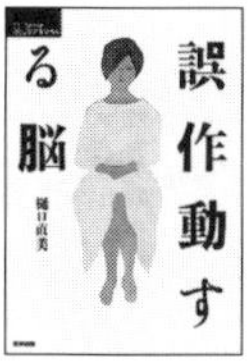

誤作動する脳●樋口直美● 2000 円●「時間という一本のロープにたくさんの写真がぶら下がっている。それをたぐり寄せて思い出をつかもうとしても、私にはそのロープがない」――ケアの拠り所となるのは、体験した世界を正確に表現したこうした言葉ではないだろうか。「レビー小体型認知症」と診断された女性が、幻視、幻臭、幻聴など五感の変調を抱えながら達成した圧倒的な当事者研究!

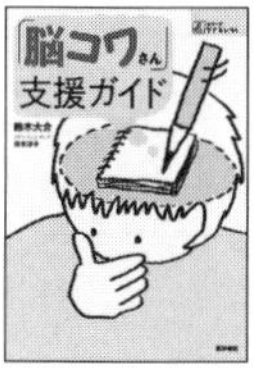

「脳コワさん」支援ガイド●鈴木大介●2000 円●脳がコワれたら、「困りごと」はみな同じ。――会話がうまくできない、雑踏が歩けない、突然キレる、すぐに疲れる……。病名や受傷経緯は違っていても結局みんな「脳の情報処理」で苦しんでいる。だから脳を「楽」にすることが日常を取り戻す第一歩だ。疾患を超えた「困りごと」に着目する当事者学が花開く、読んで納得の超実践的ガイド!

第 9 回日本医学ジャーナリスト協会賞受賞作

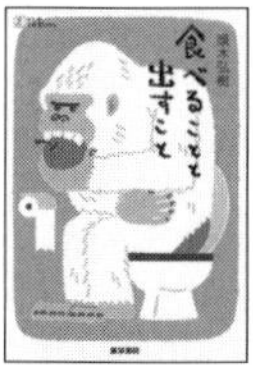

食べることと出すこと●頭木弘樹● 2000 円●食べて出せれば OK だ!(けど、それが難しい……。)――潰瘍性大腸炎という難病に襲われた著者は、食事と排泄という「当たり前」が当たり前でなくなった。IVH でも癒やせない顎や舌の飢餓感とは? 便の海に茫然と立っているときに、看護師から雑巾を手渡されたときの気分は? 切実さの狭間に漂う不思議なユーモアが、何が「ケア」なのかを教えてくれる。

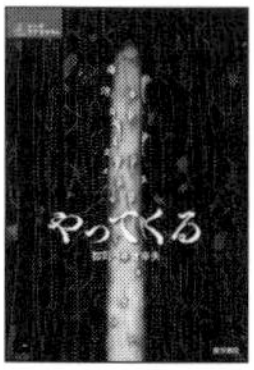

やってくる●郡司ペギオ幸夫● 2000 円●「日常」というアメイジング!――私たちの「現実」は、外部からやってくるものによってギリギリ実現されている。だから日々の生活は、何かを為すためのスタート地点ではない。それこそが奇跡的な達成であり、体を張って実現すべきものなんだ! ケアという「小さき行為」の奥底に眠る過激な思想を、素手で取り出してみせる圧倒的な知性。

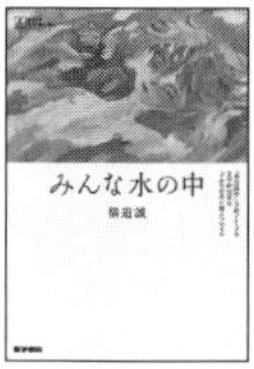

みんな水の中●横道 誠● 2000 円●脳の多様性とはこのことか!――ASD(自閉スペクトラム症)と ADHD(注意欠如・多動症)と診断された大学教員は、彼を取り囲む世界の不思議を語りはじめた。何もかもがゆらめき、ぼんやりとしか聞こえない水の中で、〈地獄行きのタイムマシン〉に乗せられる。そんな彼を救ってくれたのは文学と芸術、そして仲間だった。赤裸々、かつちょっと乗り切れないユーモアの日々。

⑨

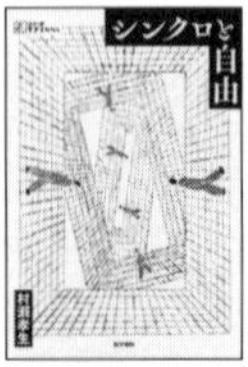

シンクロと自由●村瀬孝生●2000円●介護現場から「自由」を更新する――「こんな老人ホームなら入りたい!」と熱い反響を呼んだNHK番組「よりあいの森 老いに沿う」。その施設長が綴る、自由と不自由の織りなす不思議な物語。しなやかなエピソードに浸っているだけなのに、気づくと温かい涙が流れている。万策尽きて途方に暮れているのに、希望が勝手にやってくる。

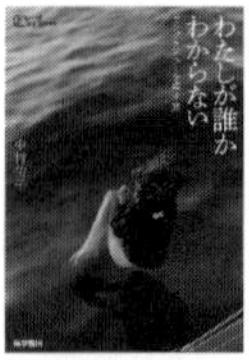

わたしが誰かわからない:ヤングケアラーを探す旅●中村佑子●2000円●ケア的主体をめぐる冒険的セルフドキュメント!――ヤングケアラーとは、世界をどのように感受している人なのか。取材はいつの間にか、自らの記憶をたぐり寄せる旅に変わっていた。「あらかじめ固まることを禁じられ、自他の境界を横断してしまう人」として、著者はふたたび祈るように書きはじめた。

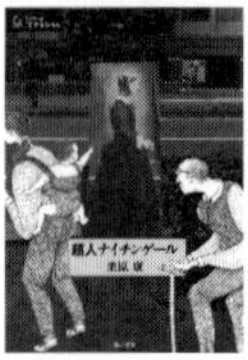

超人ナイチンゲール●栗原 康●2000円●誰も知らなかったナイチンゲールに、あなたは出会うだろう――鬼才文人アナキストが、かつてないナイチンゲール伝を語り出した。それは聖女でもなく合理主義者でもなく、「近代的個人」の設定をやすやすと超える人だった。「永遠の今」を生きる人だった。救うものが救われて、救われたものが救っていく。そう、看護は魂にふれる革命なのだ。